中央苏区（闽西）

医药卫生影像史料

华碧春　黄　颖　主编

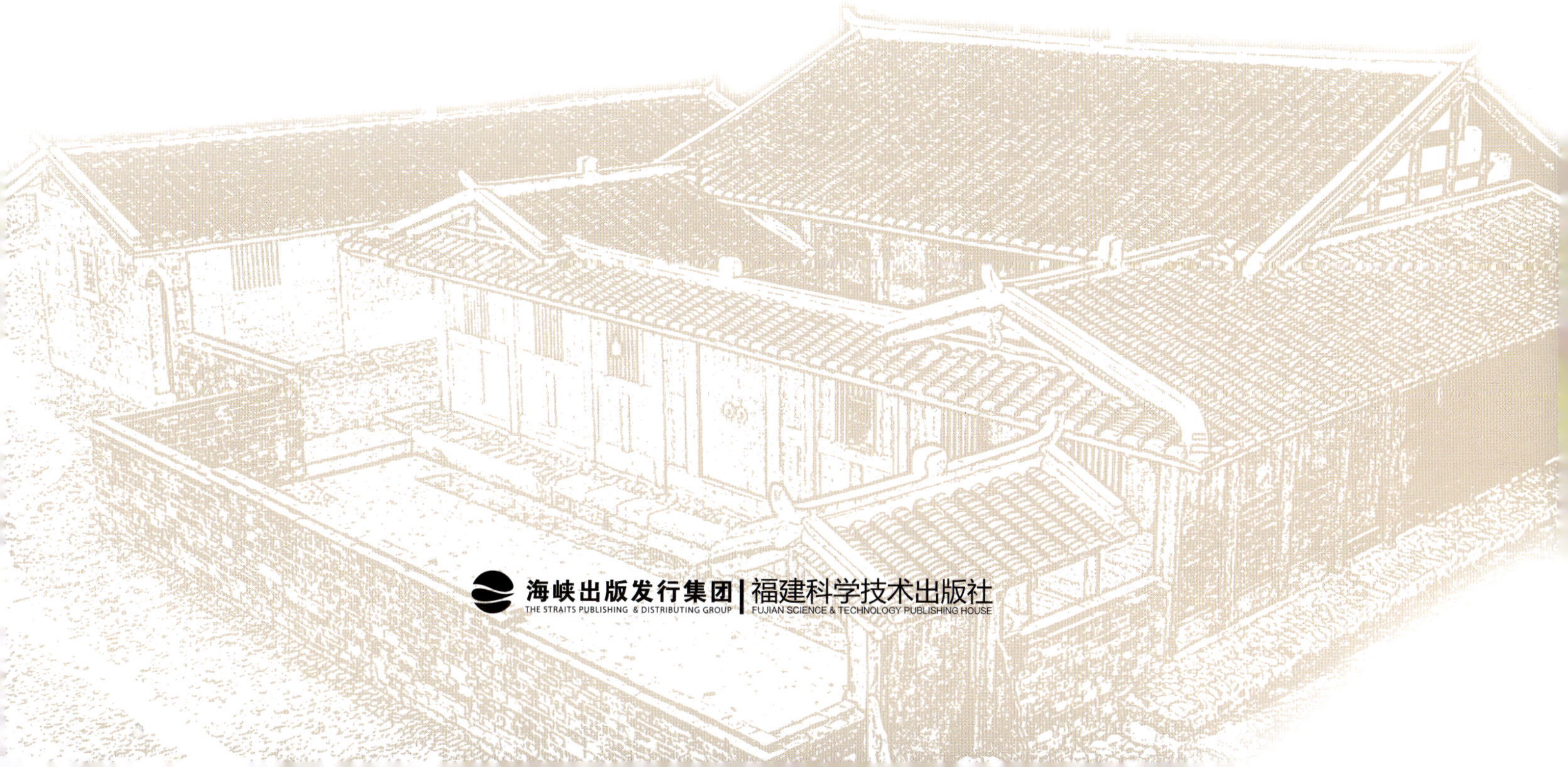

海峡出版发行集团 | 福建科学技术出版社
THE STRAITS PUBLISHING & DISTRIBUTING GROUP | FUJIAN SCIENCE & TECHNOLOGY PUBLISHING HOUSE

图书在版编目（CIP）数据

中央苏区（闽西）医药卫生影像史料 / 华碧春，黄颖主编. -- 福州：福建科学技术出版社，2025. 4.
ISBN 978-7-5335-7474-1

Ⅰ. R199.2

中国国家版本馆CIP数据核字第2025X52Z78号

出 版 人 郭 武
责任编辑 沈贤娟 张镌文
装帧设计 刘 丽
责任校对 蔡雪梅

中央苏区（闽西）医药卫生影像史料

主　　编 华碧春 黄 颖
出版发行 福建科学技术出版社
社　　址 福州市东水路76号（邮编350001）
网　　址 www.fjstp.com
经　　销 福建新华发行（集团）有限责任公司
印　　刷 福州德安彩色印刷有限公司
开　　本 889毫米×1194毫米 1/20
印　　张 7
字　　数 120千字
版　　次 2025年4月第1版
印　　次 2025年4月第1次印刷
书　　号 ISBN 978-7-5335-7474-1
定　　价 68.00元

华碧春

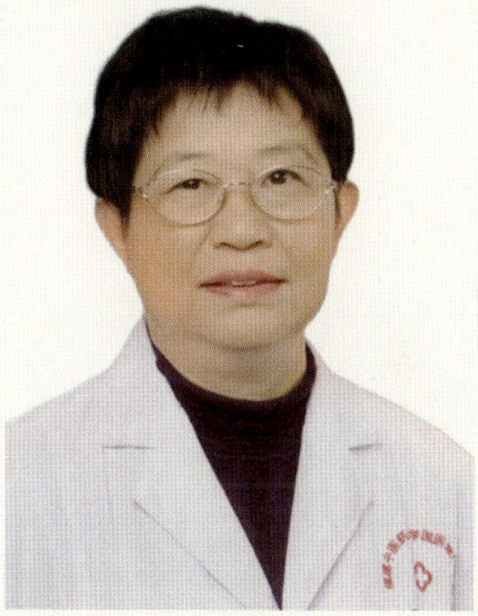

福建中医药大学教授，医学博士。先后师从国家级名老中医俞慎初教授、杜建教授，为福建杜建老年病学术流派第二代传承人，国家中医药管理局高水平中医药重点学科“临床中药学”研究方向带头人之一。福建省科学技术协会第二批闽江科学传播学者。2007~2008 年香港浸会大学中医药学院访问研究学者。美国加州五系中医药大学博士班客座教授。

历任中华中医药学会膏方分会常务委员，福建省中医药学会临床中药学分会、药膳分会、中医膏方分会副主任委员，福建省食品科学技术学会第六届理事会监事、科普工作委员会副主任。福建省医学会科学普及分会委员、医学科普讲师。现为世界中医药学会联合会药膳食疗研究专业委员会副会长，福建省中医药学会中药临床合理用药分会副主任委员，福建省医学会医史学分会副主任委员，中国中药协会药膳食材分会专业委员会副主任，中国民族医药学会健康产业分会常务理事。

从事中医药临床、教学和科研工作 40 余年，主要包括中药临床安全与合理用药，医学史、本草史，中西医结合老年病研究，中医食疗药膳、膏方养生保健，客家、畲族医药文化、民间草药食疗药膳收集整理研究等。承担国家级、省部级科研项目多项，主编或参编中医药学术专著等 20 余部，发表论文 50 余篇。获 2006 年中华中医药学会科普著作奖一等奖，2023 年世界中医药联合会“中医药国际贡献奖—著作奖”一等奖，2024 年福建省优秀科普图书二等奖。获 2021 年度全国教育系统关心下一代先进工作者称号。

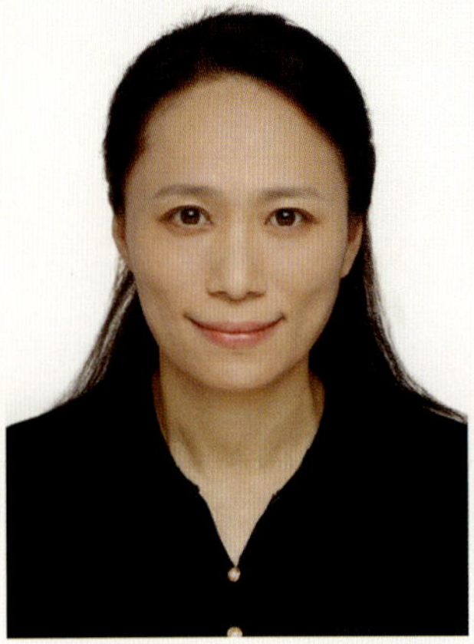

黄颖

福建中医药大学中医学院副教授、硕士生导师。现任中国民族医药学会健康产业分会常务理事，中华中医药学会医史文献分会委员，福建省医学会医学史分会委员。主要研究方向为医学史、中医药文化、中医文献整理与研究。主持国家社会科学基金一般项目 1 项、国家社科基金冷门绝学研究专项学术团队项目子课题 1 项、教育部社科项目 1 项，参与国家级和省部级科研项目 10 余项。主编或参编各类著作 10 余部，发表学术论文 20 余篇。

编委会

主　编

华碧春　黄　颖

副主编

张东瑞　陈发来

编　委

（按姓氏笔画排序）

华碧春　张东瑞　陈发来　周　奕

黄　颖　傅春晖　傅雁梅　赖文燕

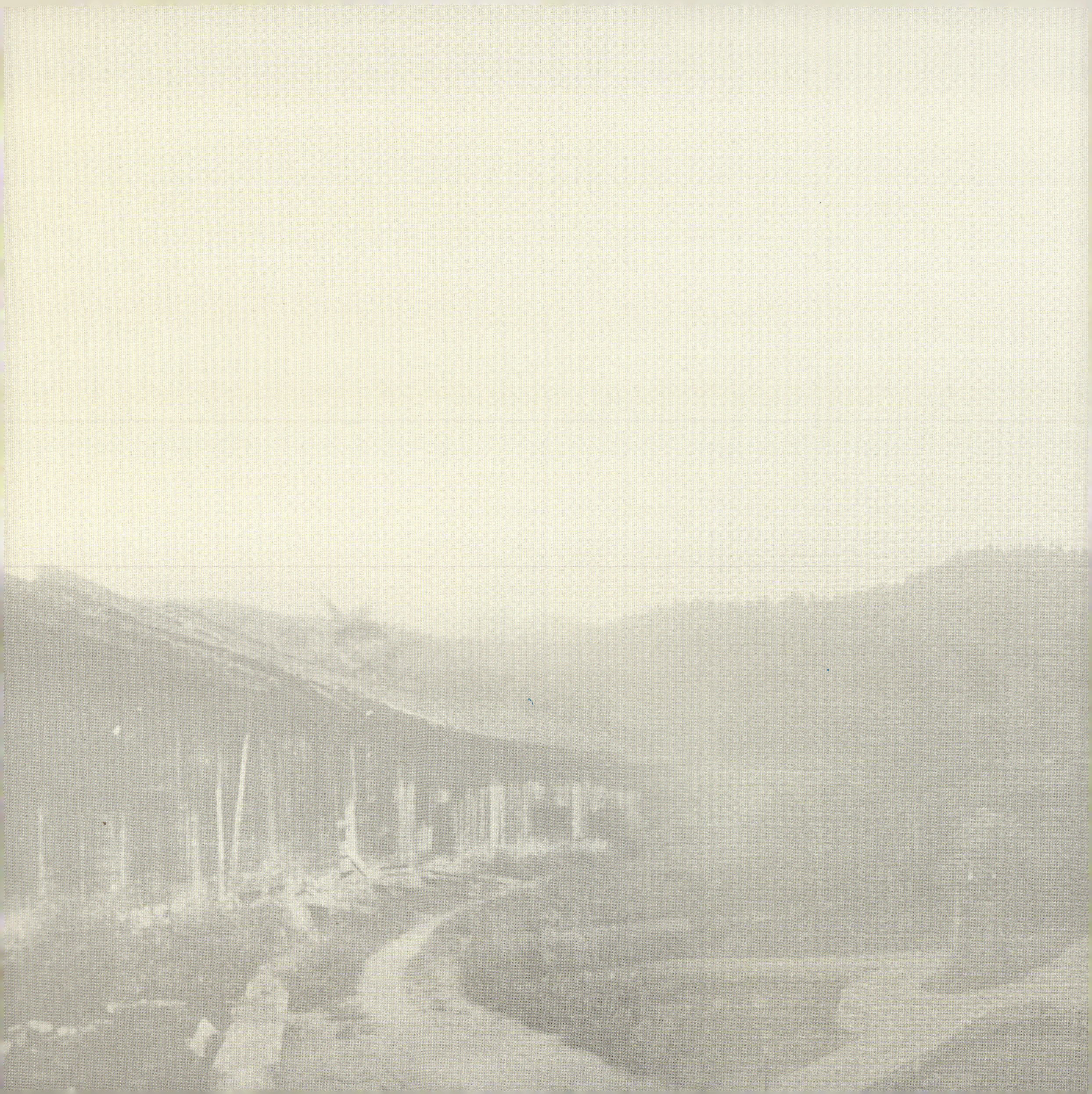

序一

FOREWORD 1

中央苏区医药卫生史是中国共产党党史、中国人民解放军军史、中国医学史的重要组成部分，早在1970年代末，福建中医药大学中医医史文献学科的创始人俞慎初教授便首次提出开展福建医学史的特色研究之一——“闽西苏区医药卫生史料的收集与整理研究”。

华碧春是我的中西医结合临床专业博士生、福建杜建老年病学术流派第二代传承人。1979年，其还在本科学习阶段就受全国著名老中医、中国医药学史研究领域的泰斗俞慎初教授的影响，开始调研、收集蛟洋红军医院的史料，毕业留校两年后，于1986年通过考试成为俞慎初教授的脱产硕士研究生。在俞慎初教授的指导下，其将“闽西苏区时期医药卫生史料的探讨（1929—1934）”作为硕士研究生课题，并开展了较为系统的史料调研、收集与整理工作。我和陈可冀院士、耿鉴庭教授等都参加了当年的开题报告会和毕业论文答辩会，与会专家均认为该项研究填补了中央苏区（闽西）医药卫生史研究的空白。硕士研究生毕业后，华碧春留校工作，继续整理并撰写了相关研究的系列论文，并发表在《中华医史杂志》上；此外，相关成果也申报了1994年度福建省医药卫生科技进步奖，并获三等奖。1993年，福建省地方志编纂委员会开始编撰《福建省志·卫生志》，我是编委会成员之一，华碧春承担其中“第八章　苏区卫生”的撰写任务并较好地完成了编纂工作，受到时任福建省卫生厅厅长张荣彩的肯定和赞扬。

习近平总书记指示要重视红色历史的研究和文化建设，当时我向时任中共福建省委常委、宣传部部长高翔同志提起华碧春曾经做过的红色医药研究课题，高翔部长对此高度重视，认为此课题意义重大，建议重启项目研究。自 2017 年至今，华碧春和黄颖先后中标完成了福建省卫生计生软科学研究课题、福建省社会科学规划重大项目、国家社会科学基金一般项目。近年来，华碧春、黄颖和课题组成员又继续深入实地考察，调查访问当事人后代，广泛收集文献，补充收集了大量医药卫生史料，在国家、省、市、县（市、区）、乡（镇）各级单位举办了 20 余场相关讲座，在福建中医药大学中医药文化博物馆、连城庙前镇庙上村江一真故里、上杭蛟洋红军医院旧址等地开展苏区医药卫生发展史展陈，我作为顾问参与了展陈资料的审核和评审。

中央苏区（闽西）是中央苏区的重要组成部分，其医药卫生工作在许多方面是中华人民共和国医药卫生建设的摇篮。为改善革命根据地缺医少药、卫生条件落后的状况，中国共产党、苏维埃政府、军队重视医药卫生工作，发扬独创精神，依靠群众，排除万难，开创了军民一体的医药卫生工作体系，创造了可歌可泣的光辉业绩，为中华人民共和国医药卫生事业的建设提供了宝贵的历史经验。这一时期医药卫生事业的理论与实践在今天仍具有重要指导意义。

华碧春主持的课题组的研究结合当时的政治、经济、文化和军事背景，对苏区医药卫生工作特点进行研究和阐析，总结了其历史意义和时代价值，包括以下几个方面。

第一，中国共产党在中央苏区首创军民一体的卫生防疫体系，为保障军民的健康发挥了巨大作用，体现了中国共产党始终为人民生命健康高度负责的初心。卫生防疫运动贯彻“预防为主、医疗为辅”的卫生指导思想，其取得的成果为中华人民共和国成立以后“预防为主”卫生工作方针的制定奠定了坚实基础。在医药卫生事业发展的过程中，闽西苏区医药卫生事业的精神和宝贵经验一直得到继承和发扬。闽西苏区政府秉持“以人为本”的原则，高度重视军民的生命与健康，不仅积极救治军民群众的病痛，而且有效地保障了他们的生命健康，这是中国共产党“执政为民”理念的一个有力证明。因此，认真总结闽西苏区医药卫生建设的历史经验，对于当前的卫生体制改革具有重要的现实指导意义。

第二，革命根据地的医药卫生工作者在党的领导下，以大无畏的革命奉献精神积极投身于医疗救治工作，医治了千千万万的红军官兵和根据地群众，为党保存了革命力量。

第三，革命根据地的军政领导对中医药持肯定态度，鼓励扶持中医药。毛泽东同志指示要中西药合用，使得中医药在革命根据地得到重视和应用，各红军医院认真贯彻。这些举措对中华人民共和国成立后中医药政策的制定产生了深远的历史影响。

我很欣喜地看到华碧春等30余年的研究成果得以图书的形式结集出版，这对于今天继承和发扬光荣的革命传统，以及始终坚持为人民健康服务的理念具有重要意义，故乐之为序。

杜建

2024年8月1日

杜建：全国名中医，原福建中医学院院长、二级教授、主任医师、博士生导师。

序二

FOREWORD 2

2017 年以来，华碧春教授邀请我作为苏区红色医药史研究课题组和红色医药展陈的顾问。通过多次参加相关的汇报，审阅、评审相关资料，我得知华碧春教授来自闽西红土地，在从事中医药教学、科研、临床工作的同时，不忘初心、牢记使命，三十六载持之以恒，潜心研究，收集整理了大量史料，填补了福建省红色医药史料方面的空白。

华碧春教授利用得天独厚的条件，从 1979 年开始到原中央苏区的各市、县、区收集史料。1986—1989 年硕士研究生阶段，以俞慎初教授选定的“闽西苏区时期医药卫生史料的探讨（1929—1934）”作为研究课题。2017 年重启项目研究，系统收集、整理和研究闽西苏区医药卫生史料。她北上南下，进行了抢救式的资料收集，先后拜访了傅柏翠、涂通今、黄乎、邓启修、张昭娣同志等一批当事人，以取得珍贵的口述资料；翻山越岭到红军医院等旧址进行实地考察，并收集遗址、遗存资料；到文史办、方志办、党史办、纪念馆、图书馆搜集文献资料。更难能可贵的是，她 30 多年来保留着收集的每一份资料，包括每一次的访谈记录、照片、信件、信封、读书笔记、调研卡片等，这些获取史料来源的成果，弥足珍贵。她迄今仍与傅连暲的次子傅维康、江怀瑾的儿子江约瑟先生等当事人的后代保持联系，并收集了他们保留的遗存。因此，《中央苏区（闽西）医药卫生影像史料》不仅包含对史料的深入挖掘和分析，还涵盖了北上南下、田间地头的细致实地调研，同时还有不少文物旧址的原图呈现。这一系列的研究方法以及孜孜不倦的钻研精神，值得从事医学人文社会学科的研究者们学习和探究。

华碧春教授收集的史料贴近史实，叙述有据，确有其人，确有其史，并尽可能还原当年的史实。她对史料的搜集不限于所研究主题的单一搜集，而是广泛涉猎政治、经济、文化、军事等各类不同领域，对医药卫生相关资料进行了深入的挖掘和归类。她还利用各类翔实的史料，图文并茂地展示了包括中央苏区（闽西）医疗卫生行政机构的建立与工作举措、中央苏区（闽西）红军医院的成立、中央苏区（闽西）的中医药以及中央苏区（闽西）的医药卫生人才等方面的内容。近年来，她承担国家级和省级课题，并转化研究成果，举办了20余场专题讲座，策划了福建中医药大学中医药文化博物馆、连城庙前镇庙上村江一真故里、上杭蛟洋红军医院旧址等专题展陈。

中央苏区是在土地革命战争时期（1927—1937），以赣南、闽西等革命根据地为基础而发展起来的中央革命根据地。中央苏区（闽西）是土地革命战争时期（1927—1937）中央苏区的重要组成部分。从政权创办初始，中国共产党领导下的苏维埃政府和军队就对医药卫生工作十分重视。在此期间，毛泽东、朱德等革命先辈积极将马克思主义思想运用于革命根据地的建设和革命战争中，从而开创了中国红色医药卫生事业。这一时期医药卫生事业的理论与实践经验对今天仍有着重要的指导意义。1929年12月召开的古田会议确立了“思想建党、政治建军”的原则。会议提出的优待伤病员制度始终贯穿于红军卫生工作的始终，为后来“一切为了伤病员”的提出奠定了思想基础。古田会议之后，逐步建立红军和苏维埃政府的卫生组织机构，制定卫生法令和规章制度，努力完成救治伤病员和健民强兵的伟大历史使命，为巩固和壮大革命根据地做出了卓越贡献。

《中央苏区（闽西）医药卫生影像史料》以历史照片和文献资料相结合的形式，生动地展现中央苏区（闽西）医药卫生工作的艰苦历程和成就。这部画册不仅展示了当时医药卫生工作者的崇高品质和敬业精神，还展示了他们对中国共产党的坚定信仰、忠诚和牺牲精神，让我们深刻体会到中国共产党领导下的革命事业的伟大力量。党的最大政治优势在于密切联系群众。苏区时期，党依靠革命根据地的人民，植根于人民之中，服务于人民。革命根据地的人民群众为军队的医药卫生工作提供了巨大支持，并为此付出了沉重的代价。仅上杭县登记在册的苏区时期的烈士中，就有100多位来自医药卫生战线。苏区军民为中华人民共和国医药卫生事业的发展，为健民强兵、巩固革命根据地、夺取革命胜利做出了不可磨灭的贡献。

《中央苏区（闽西）医药卫生影像史料》的出版对研究中央苏区（闽西）医药卫生工作的发展历程和成就具有重要的意义。通过该书，我们可以深入地了解党的奋斗历史和光荣传统，从中汲取力量和智慧；也希望能进一步用好这些资料，扩大宣传，继承和弘扬光荣的革命传统，让红医精神代代相传，推进卫生事业的高质量发展，在新时代自觉增强“四个意识”，坚定“四个自信”，做到“两个维护”，为以中国式现代化全面推进强国建设和民族复兴伟业做出自己的贡献。

袁锦贵

2024 年 8 月 1 日

袁锦贵：福建省关心下一代工作委员会常务副主任，福建省第十一届人大常委会党组副书记、副主任。

前言

PREFACE

中央苏区（闽西）是土地革命战争时期（1927—1937）中央苏区的重要组成部分。为改善革命根据地缺医少药、卫生条件落后的状况，中国共产党、苏维埃政府、军队重视医药卫生工作，发扬独创精神，依靠群众，排除万难，开创了军民一体的医药卫生工作体系，创造了可歌可泣的光辉业绩。军民一体的医药卫生体系从无到有、从小到大，为中华人民共和国医药卫生事业做出重要贡献。苏区军民为中国医药卫生事业的发展，为健民强兵、巩固革命根据地、夺取革命胜利做出了不可磨灭的贡献。

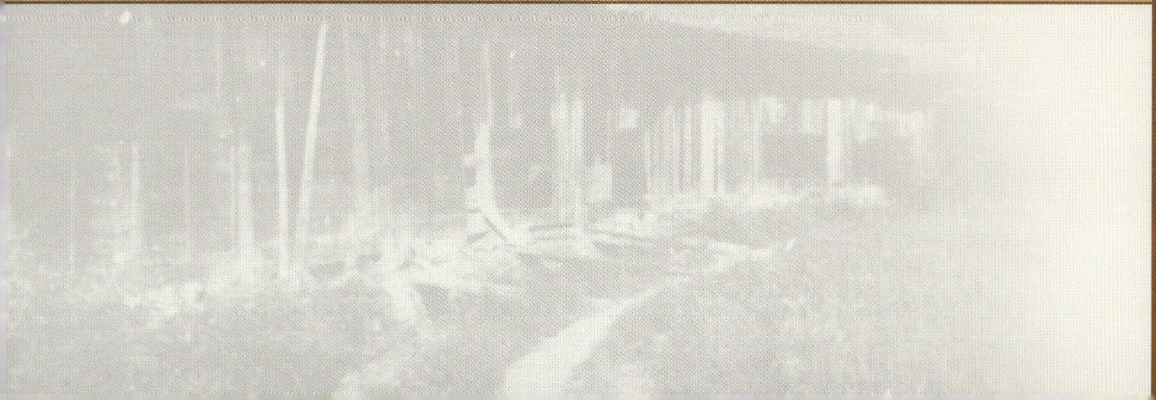

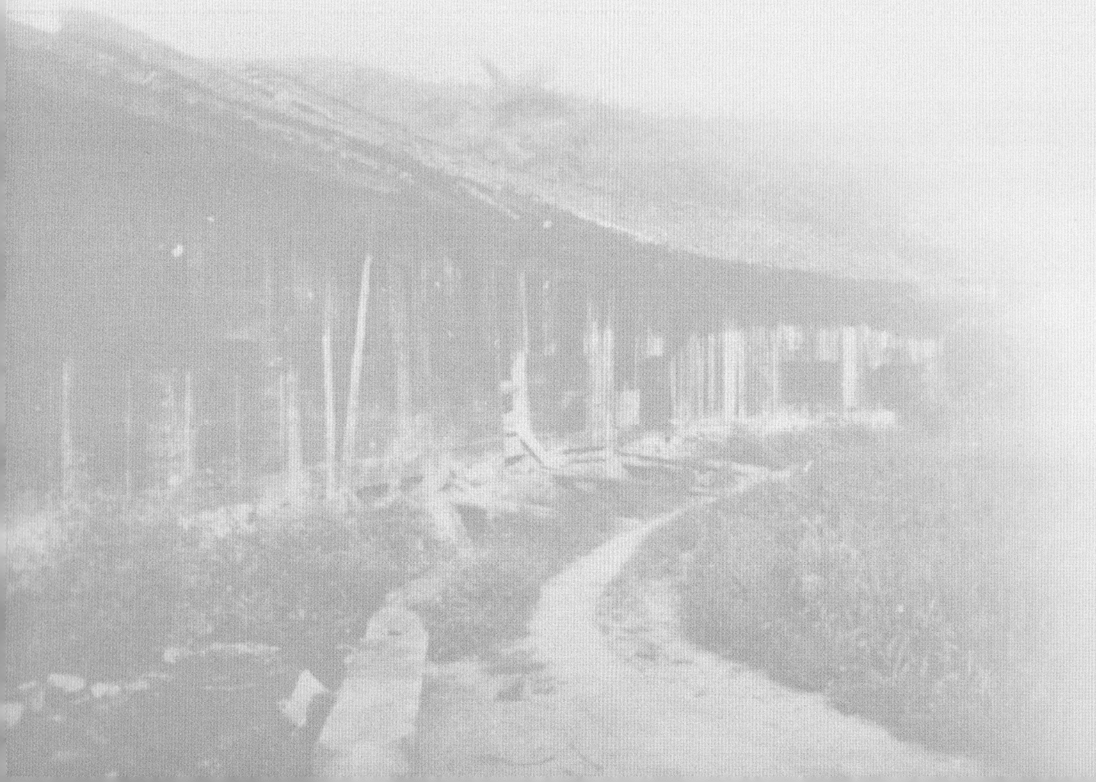

目录

CONTENTS

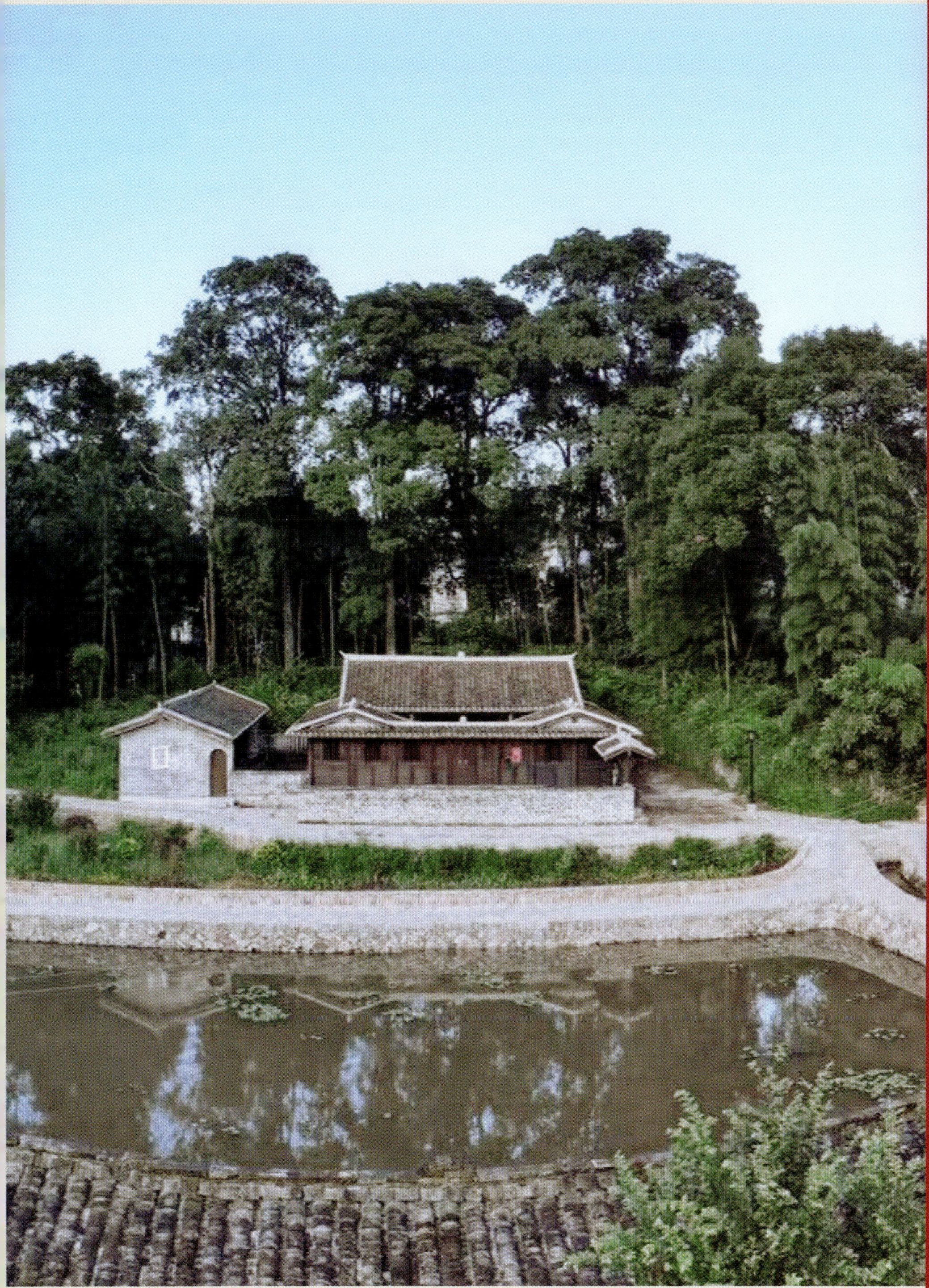

第一章

中央苏区（闽西）形成前的医药卫生状况

中央苏区（闽西）开辟之前，医疗条件十分落后，卫生资源匮乏，仅有少数私立或由教会创办的卫生机构，广大群众主要依靠中医和中草药治病。

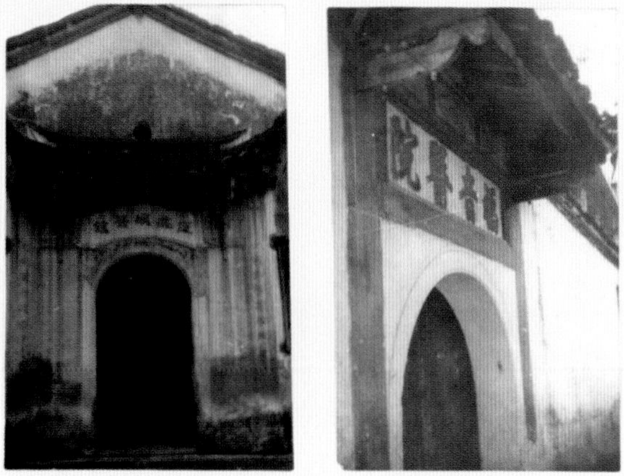

1904 年，英国传教士在汀州开办的亚盛顿医馆（汀州福音医院）①

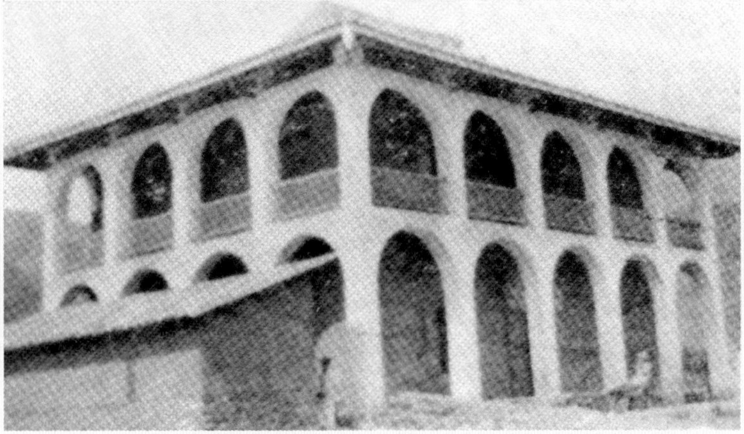

1912 年，美国传教士在上杭东门潭头开辟的美华园

由于封建统治腐朽，国家积贫积弱，西方列强加大了侵略中国的步伐。闽西地区有外国教会开设的医院，如汀州亚盛顿医馆、龙岩爱华医院，以及在上杭、永定等县的福音、仁慈医院等。

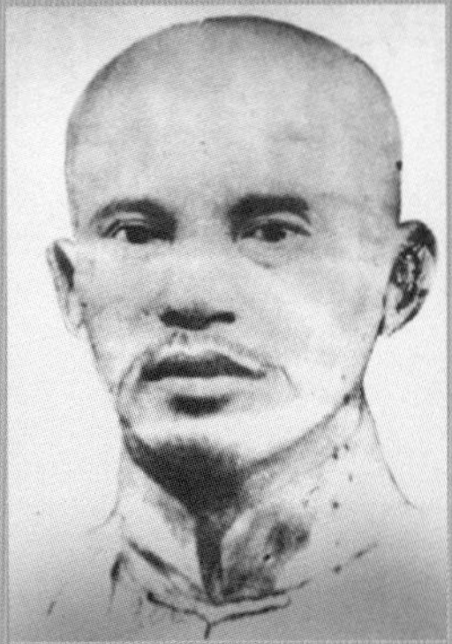

包究生

包究生（1888—1927），福建上杭人。1913 年，从广东汕头学医归来的包究生在上杭县城行医，并以医生身份从事革命活动。

①该组图拍摄于 1987 年。

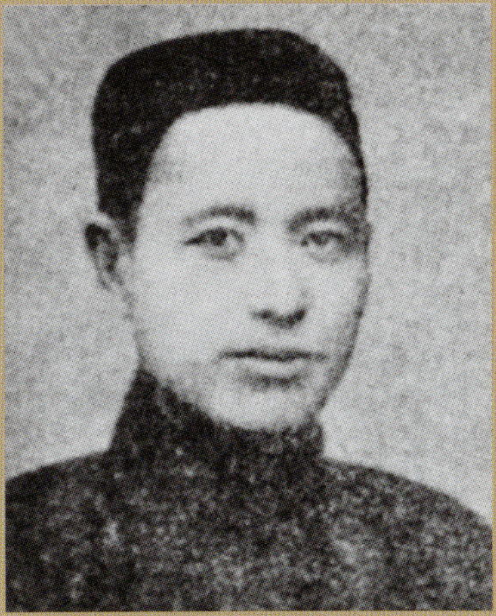

傅连暲

傅连暲（1894—1968），原名傅日新，福建长汀人。1910年（16岁）入亚盛顿医馆学医，后被聘任为汀州八县巡回医生、汀州福音医院医生、亚盛顿医馆教员和汀州红十字会主任医生等。1925年出任汀州福音医院院长。

傅连暲担任汀州福音医院院长时使用过的名片

1927年，南昌起义部队南下途经长汀时，傅连暲支持革命，联合县城医务人员组织了临时合组医院，救治起义军伤病员300余人。

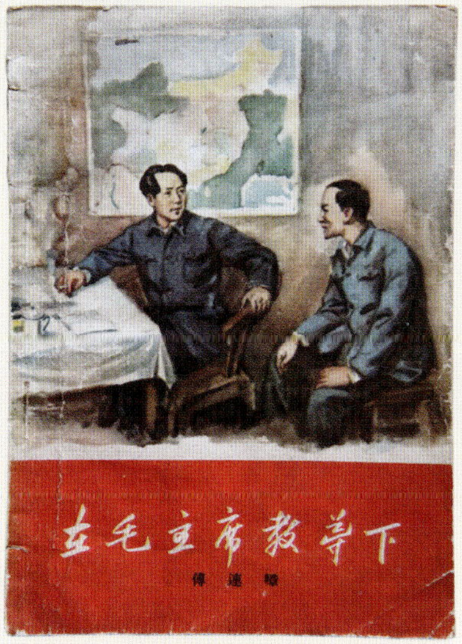

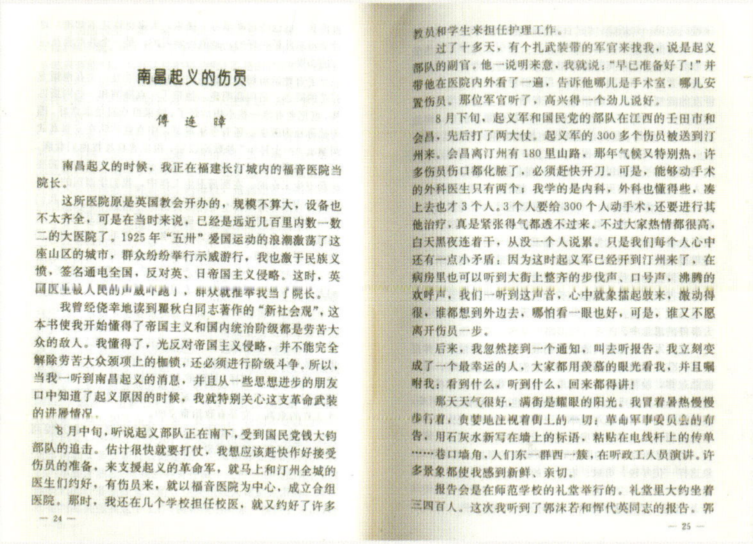

南昌起义的伤员

傅　连　暲

南昌起义的时候，我正在福建长汀城内的福音医院当院长。

这所医院原是英国教会开办的，规模不算大，设备也不太齐全，可是在当时来说，已经是远近几百里内数一数二的大医院了。1925年“五卅”爱国运动的浪潮激荡了这座山区的城市，群众纷纷举行示威游行，我也激于民族义愤，签名通电全国，反对英、日帝国主义侵略。这时，英国医生被人民的声威吓跑了，群众就推举我当了院长。

我曾经侥幸地读到瞿秋白同志著作的“新社会观”，这本书使我开始懂得了帝国主义和国内统治阶级都是劳苦大众的敌人。我懂得了，光反对帝国主义侵略，并不能完全解除劳苦大众颈项上的枷锁，还必须进行阶级斗争。所以，当我一听到南昌起义的消息，并且从一些思想进步的朋友口中知道了起义原因的时候，我就特别关心这支革命武装的进展情况。

8月中旬，听说起义部队正在南下，受到国民党钱大钧部队的追击。估计很快就要打仗，我想应该赶快作好接受伤员的准备，来支援起义的革命军，就马上和汀州全城的医生们约好，有伤员来，就以福音医院为中心，成立合组医院。那时，我还在几个学校担任校医，就又约好了许多

— 24 —

教员和学生来担任护理工作。

过了十多天，有个扎武装带的军官来找我，说是起义部队的副官。他一说明来意，我就说：“早已准备好了！”并带他在医院内外看了一遍，告诉他哪儿是手术室，哪儿安置伤员。那位军官听了，高兴得一个劲儿说好。

8月下旬，起义军和国民党的部队在江西的壬田市和会昌，先后打了两大仗。起义军的300多个伤员被送到汀州来。会昌离汀州有180里山路，那年气候又特别热，许多伤员伤口都化脓了，必须赶快开刀。可是，能够动手术的外科医生只有两个；我学的是内科，外科也懂得些，凑上去也才3个人。3个人要给300个人动手术，还要进行其他治疗，真是紧张得气都透不过来。不过大家热情都很高，白天黑夜连着干，从没一个人说累。只是我们每个人心中还有一点小矛盾：因为这时起义军已经开到汀州来了，在病房里也可以听到大街上整齐的步伐声、口号声，沸腾的欢呼声，我们一听到这声音，心中就象擂起鼓来，激动得很，谁都想到外边去，哪怕看一眼也好，可是，谁又不愿离开伤员一步。

后来，我忽然接到一个通知，叫去听报告。我立刻变成了一个最幸运的人，大家都用羡慕的眼光看我，并且嘱咐我：看到什么，听到什么，回来都得讲！

那天天气很好，满街是耀眼的阳光。我冒着暑热慢慢步行着，贪婪地注视着街上的一切：革命军事委员会的布告，用石灰水新写在墙上的标语，粘贴在电线杆上的传单……巷口墙角，人们东一群西一簇，在听政工人员演讲。许多景象都使我感到新鲜、亲切。

报告会是在师范学校的礼堂举行的。礼堂里大约坐着三四百人。这次我听到了郭沫若和恽代英同志的报告。郭

— 25 —

《南昌起义的伤员》

傅连暲撰写的《南昌起义的伤员》，记述了他在汀州福音医院医治伤员的经过。

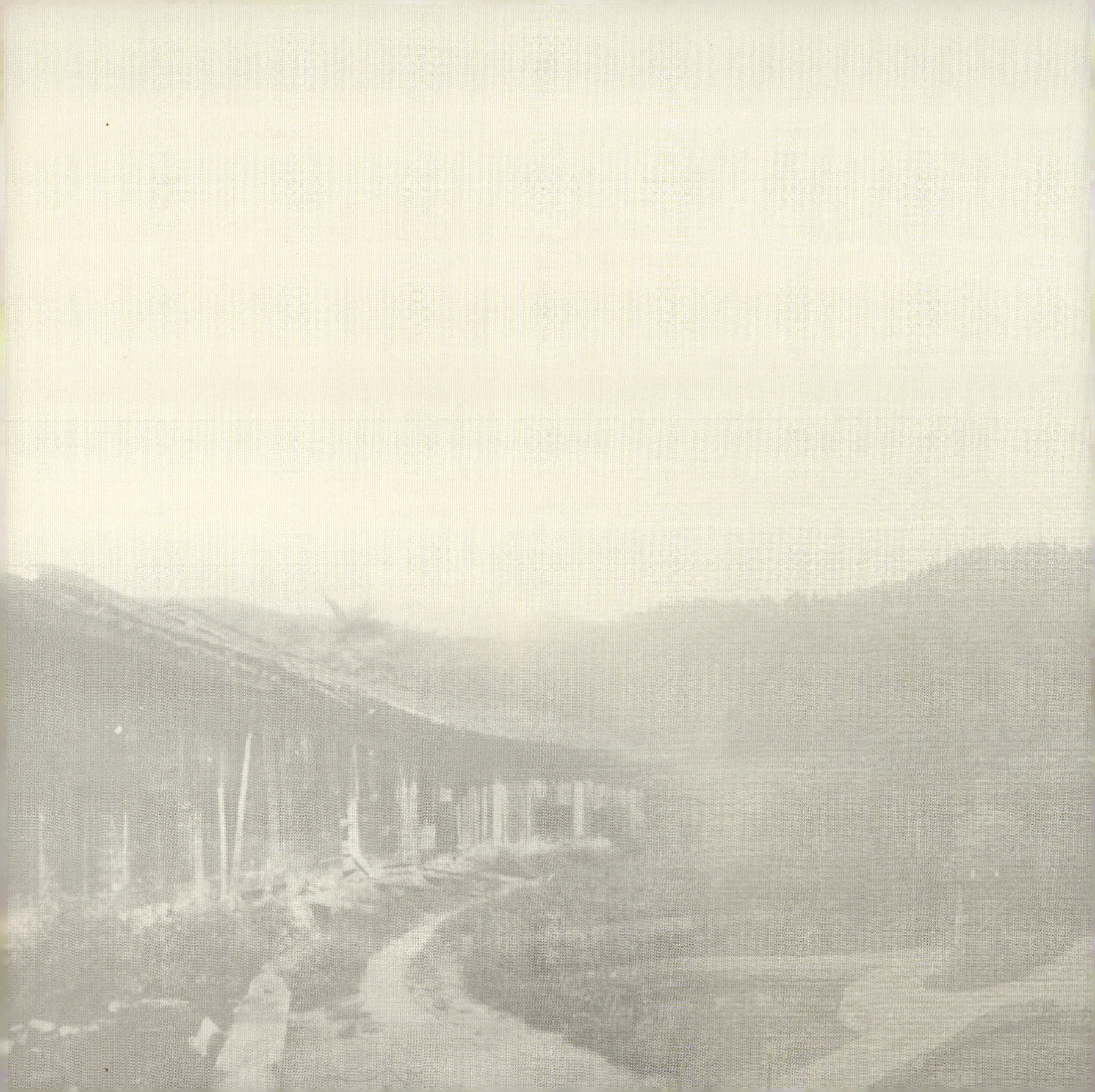

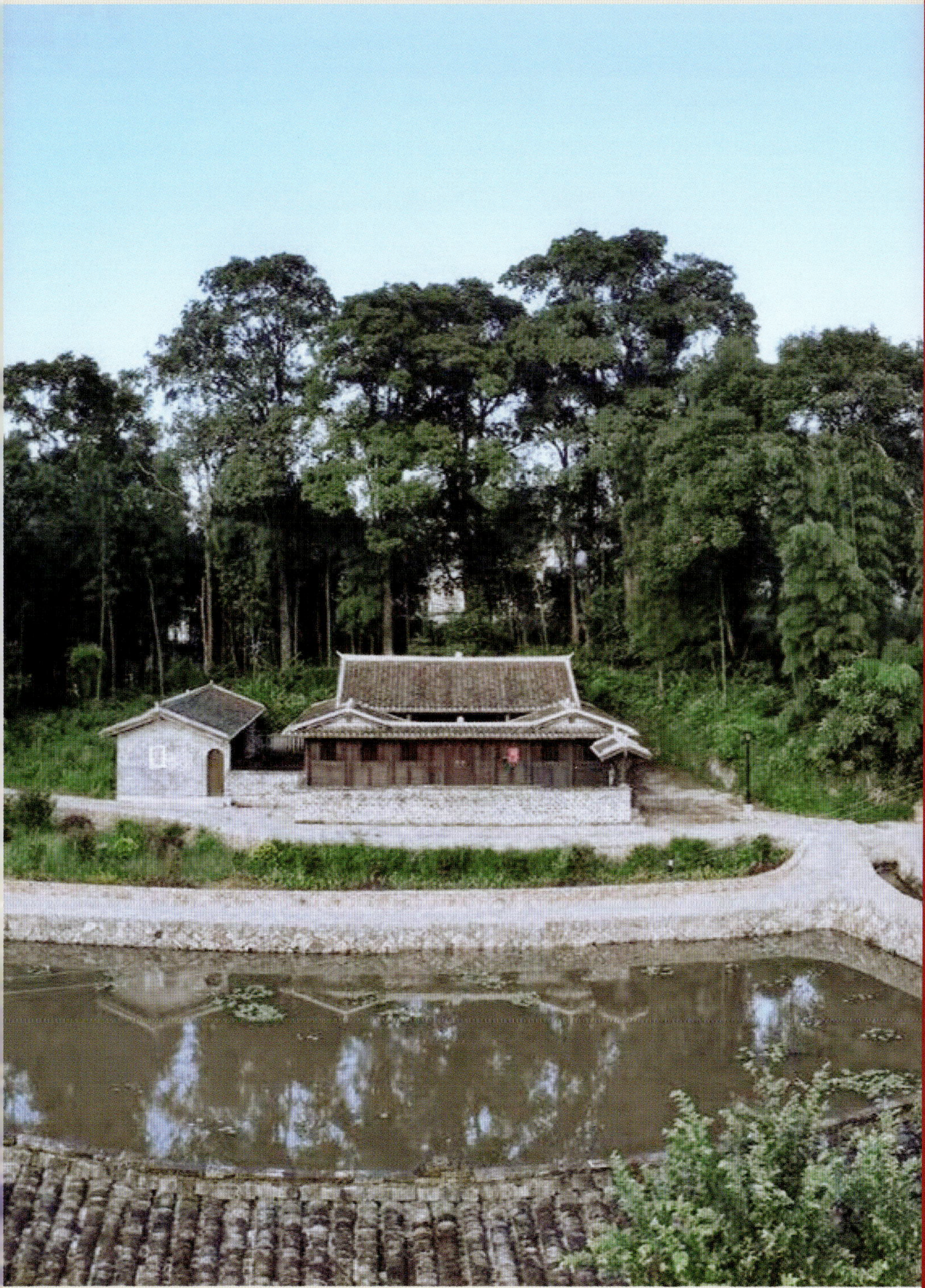

第二章

中央苏区（闽西）医疗卫生行政机构的建立

随着苏维埃政权的巩固及红军的发展壮大，建立和健全地方和红军卫生组织、开办医院成为苏区医药卫生事业的重要工作，这一时期各地召开的会议都将其列为重要内容。

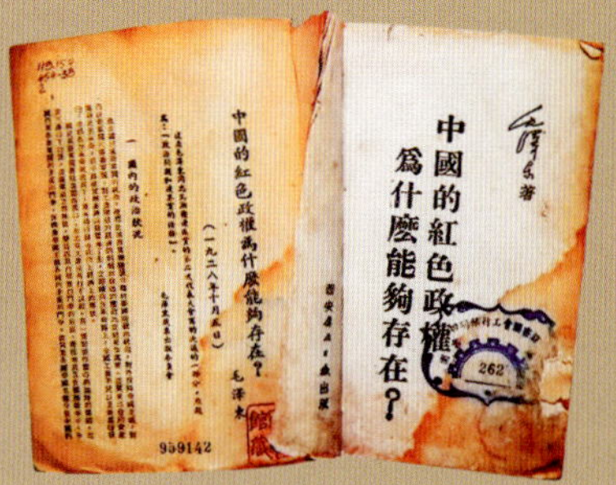

毛泽东的文章《中国的红色政权为什么能够存在》

1928 年，毛泽东在井冈山撰写了《中国的红色政权为什么能够存在》一文，在文中他指出了当时红军的医疗状况：“红军一面要打仗……营养不足，病的甚多，医院伤兵，其苦更甚。”因此，他把“建设较好的红军医院”作为巩固根据地的方法之一。

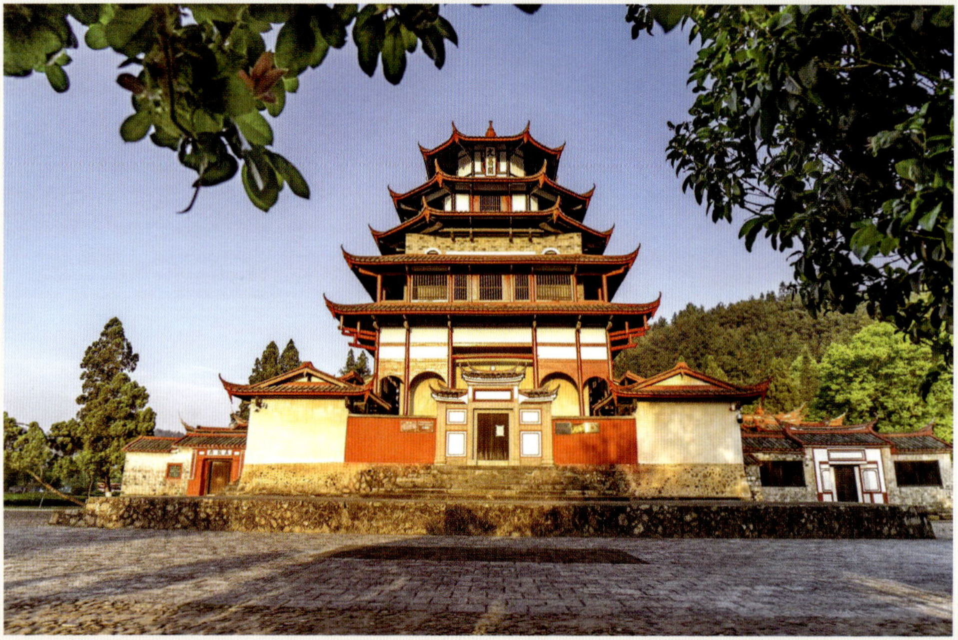

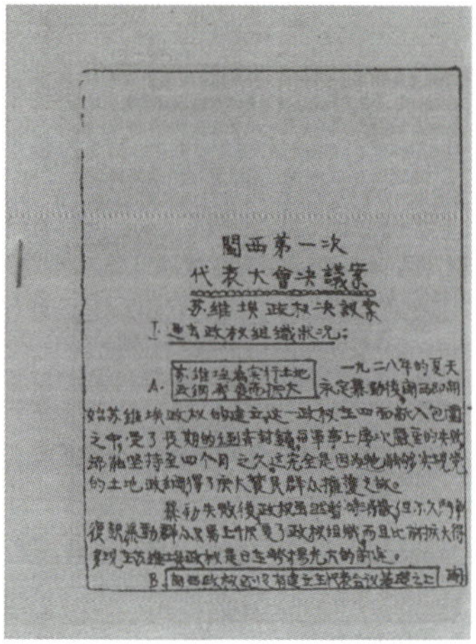

苏维埃政府既为工农兵的政权，它的工作自然就为工农贫民兵士谋利益的，它的工作大略说来，有如下各项：

1、举办地方建设事业，如开办学校阅报室，图书馆，医院，合作社，修筑道路，整顿水利，以及救济失业者。

2、宣布并实现土地法劳动法。

3、调剂粮食房屋。

《闽西第一次代表大会关于苏维埃政权决议案》

上杭蛟洋文昌阁

1929 年 7 月，在上杭蛟洋文昌阁召开的中共闽西第一次代表大会中指出：“举办地方建设事业……如开办学校阅报室……医院。”

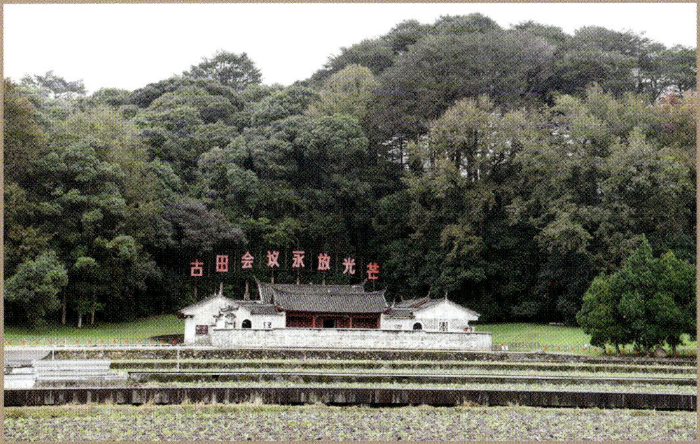

古田会议旧址

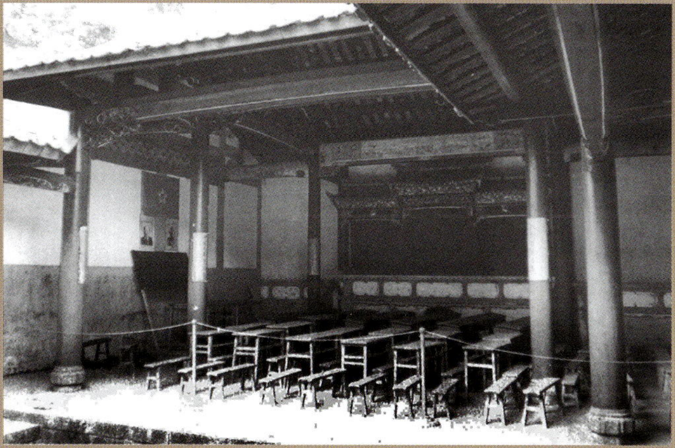

古田会议会场

1929 年 12 月，在福建上杭古田召开了中国共产党红军第四军第九次代表大会，即古田会议。

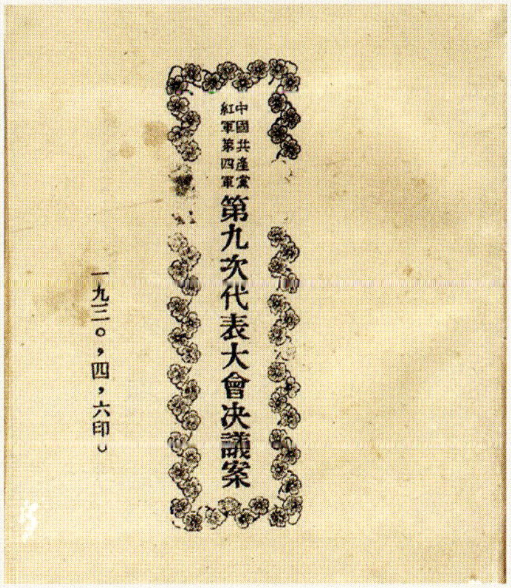

中國共產黨紅軍第四軍

第九次代表大會決議案

一九三〇，四，六印。

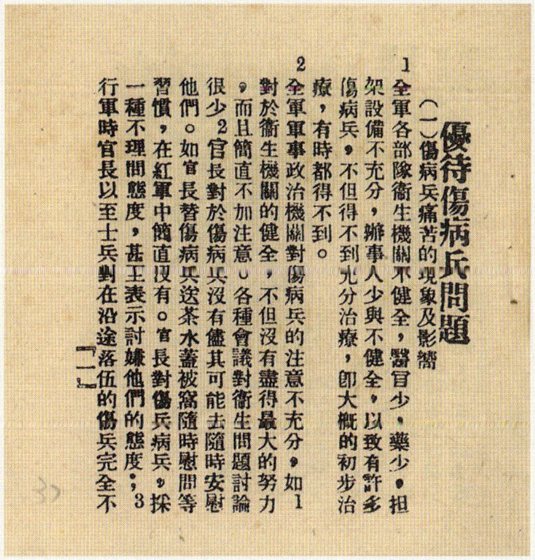

優待傷病兵問題

(一)傷病兵痛苦的現象及影響

1全軍各部隊衛生機關不健全，醫官少，藥少，担架設備不充分，辦事人少與不健全，以致有許多傷病兵，不但得不到充分治療，即大概的初步治療，有時都得不到。

2全軍軍事政治機關對傷病兵的注意不充分，如1對於衛生機關的健全，不但沒有盡得最大的努力，而且簡直不加注意。各種會議對衛生問題討論很少2官長對於傷病兵沒有儘其可能去隨時安慰他們。如官長替傷病兵送茶水蓋被窩隨時慰問等習慣，在紅軍中簡直沒有。官長對傷兵病兵，採一種不理問態度，甚王表示討嫌他們的態度；3行軍時官長以至士兵對在沿途落伍的傷兵完全不

『一』

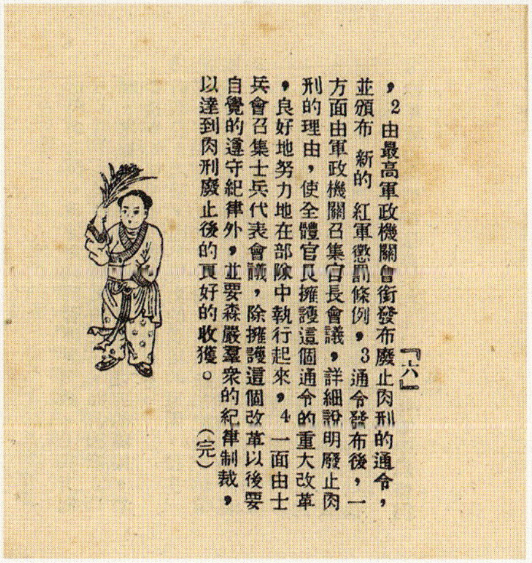

，2由最高軍政機關會銜發布廢止肉刑的通令，並頒布 新的 紅軍懲罰條例，3通令發布後，一方面由軍政機關召集官長會議，詳細說明廢止肉刑的理由，使全體官兵擁護這個通令的重大改革，良好地努力地在部隊中執行起來，4一面由士兵會召集士兵代表會議，除擁護這個改革以後要自覺的遵守紀律外，並要森嚴羣衆的紀律制裁，以達到肉刑廢止後的頁好的收獲。(完)

『六』

1930 年中共闽西特委翻印的《中国共产党红军第四军第九次代表大会决议案》第八条　优待伤病兵问题

古田会议创造性提出了思想建党、政治建军的一系列方针原则，包括红军卫生工作原则。

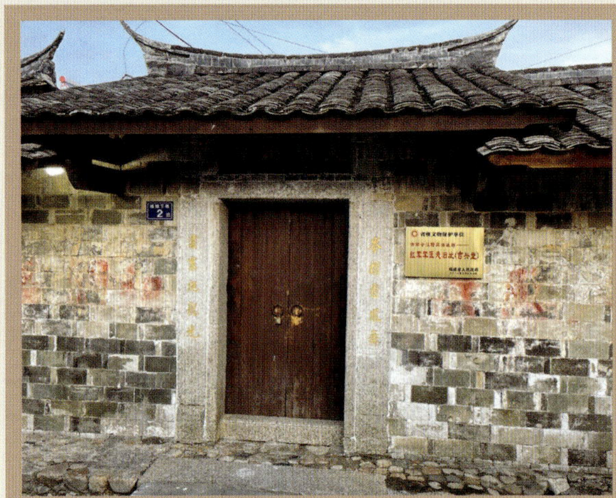

红四军军医处旧址——福建上杭古田吉兴堂

1929 年 12 月，红四军进驻古田后设立红四军军医处，鲍平任军医处处长。

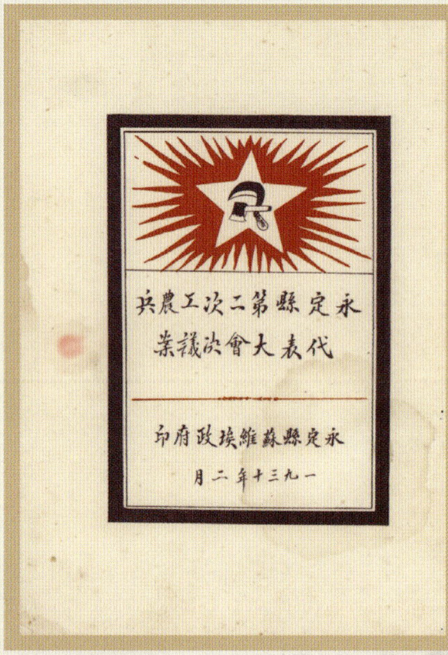

《永定县第二次工农兵代表大会决议案》

1930 年 2 月，永定县召开第二次工农兵代表大会，大会决议案最早提出“各区设立公共看病所一个或二个以上，由区政府聘请公共医生，不收取看病者的医费”，“特别优待伤病官兵，医药费由政府或红军团部供给”。

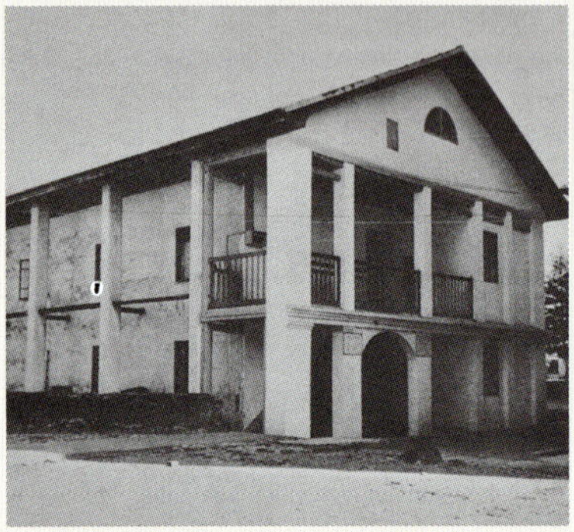

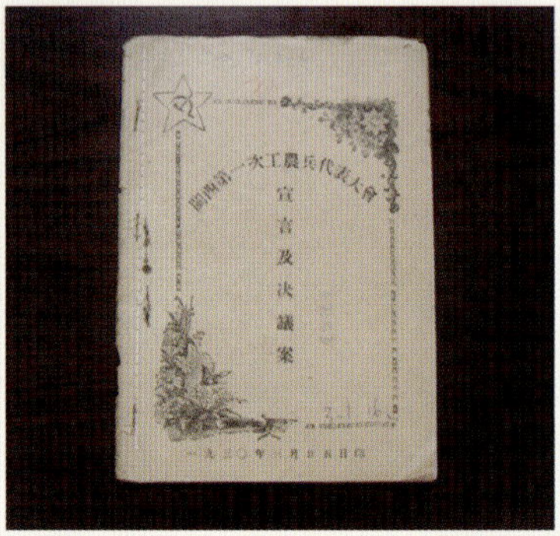

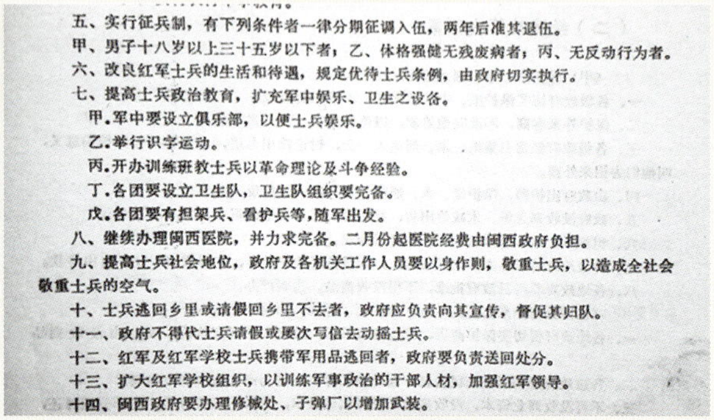

五、实行征兵制，有下列条件者一律分期征调入伍，两年后准其退伍。

甲、男子十八岁以上三十五岁以下者；乙、体格强健无残废病者；丙、无反动行为者。

六、改良红军士兵的生活和待遇，规定优待士兵条例，由政府切实执行。

七、提高士兵政治教育，扩充军中娱乐、卫生之设备。

甲.军中要设立俱乐部，以便士兵娱乐。

乙.举行识字运动。

丙.开办训练班教士兵以革命理论及斗争经验。

丁.各团要设立卫生队，卫生队组织要完备。

戊.各团要有担架兵、看护兵等，随军出发。

八、继续办理闽西医院，并力求完备。二月份起医院经费由闽西政府负担。

九、提高士兵社会地位，政府及各机关工作人员要以身作则，敬重士兵，以造成全社会敬重士兵的空气。

十、士兵逃回乡里或请假回乡里不去者，政府应负责向其宣传，督促其归队。

十一、政府不得代士兵请假或屡次写信去动摇士兵。

十二、红军及红军学校士兵携带军用品逃回者，政府要负责送回处分。

十三、扩大红军学校组织，以训练军事政治的干部人材，加强红军领导。

十四、闽西政府要办理修械处、子弹厂以增加武装。

闽西苏维埃政府办公楼　　《闽西第一次工农兵代表大会宣言及决议案》

1930 年 3 月 18 日至 24 日，闽西第一次工农兵代表大会在龙岩闽西苏维埃政府办公楼召开，大会强调：“各团要设立卫生队，卫生队组织要完备；各团要有担架兵、看护兵等，随军出发。……各区乡政府要设立公共看病所，由政府聘请公共医生，不收医费。”

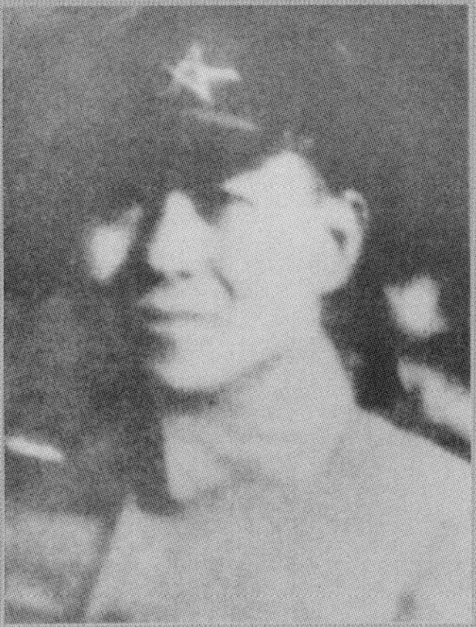

贺诚

贺诚（1901—1992），原名贺宗霖，四川三台人。1931年11月，中央革命军事委员会成立，总军医处为军委直属部门之一（1932年9月改称总卫生部），贺诚任处长（部长）。

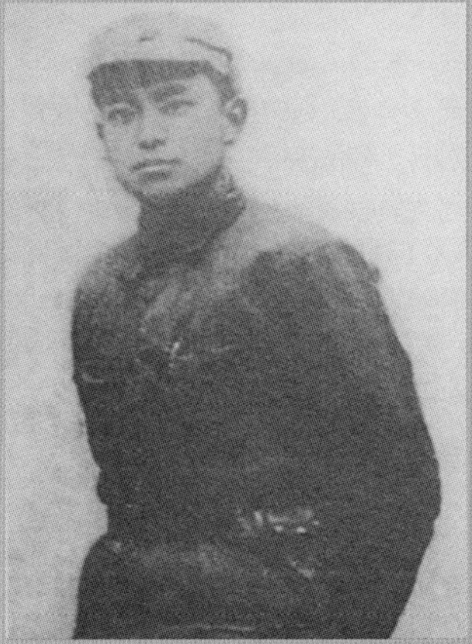

陈志方

陈志方（1906—1990），江苏无锡人。1931年11月，陈志方任总军医处医务主任。

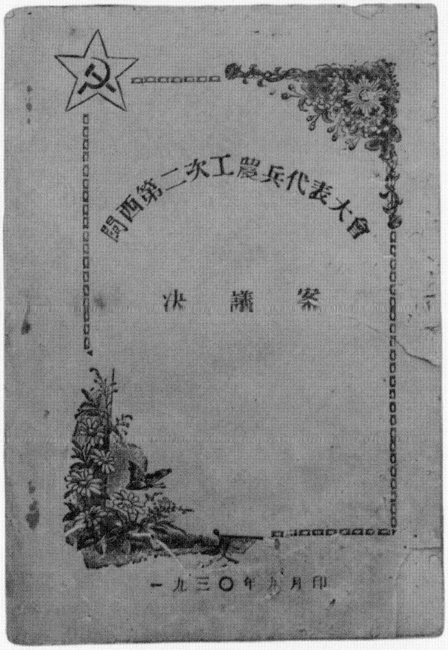

闽西第二次工農兵代表大會

決議案

一九三〇年九月印

《闽西第二次工农兵代表大会决议案》

1930年9月，《闽西第二次工农兵代表大会决议案》建立了苏区地方医疗卫生管理体制。

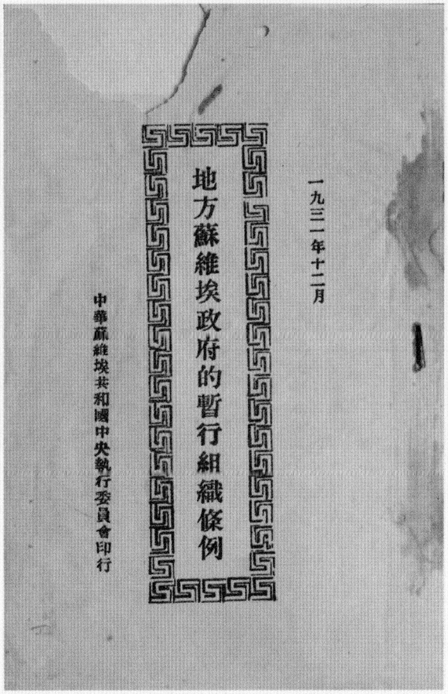

地方蘇維埃政府的暫行組織條例

一九三一年十二月

中華蘇維埃共和國中央執行委員會印行

《地方苏维埃政府的暂行组织条例》

1931年12月，中华苏维埃共和国中央执行委员会印行的《地方苏维埃政府的暂行组织条例》规定了各级苏区政府卫生管理机构体系及其职能。

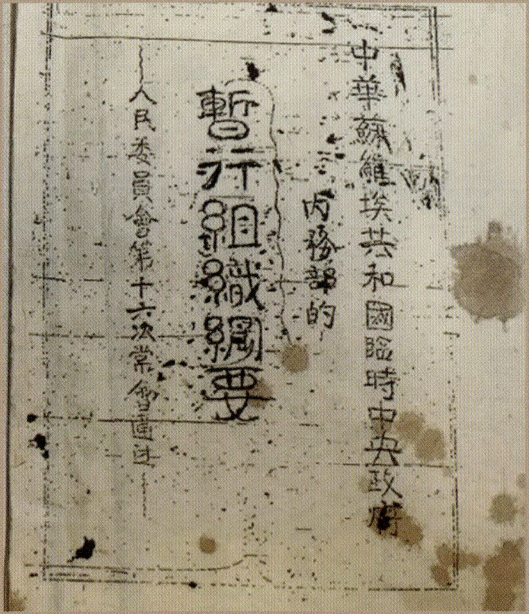
中華蘇維埃共和國臨時中央政府
內務部的
暫行組織綱要
人民委員會第十六次常會通过

《中华苏维埃共和国临时中央政府内务部的暂行组织纲要》

1932 年 6 月，《中华苏维埃共和国临时中央政府内务部的暂行组织纲要》规定了内务部卫生管理机构体系及其职能。

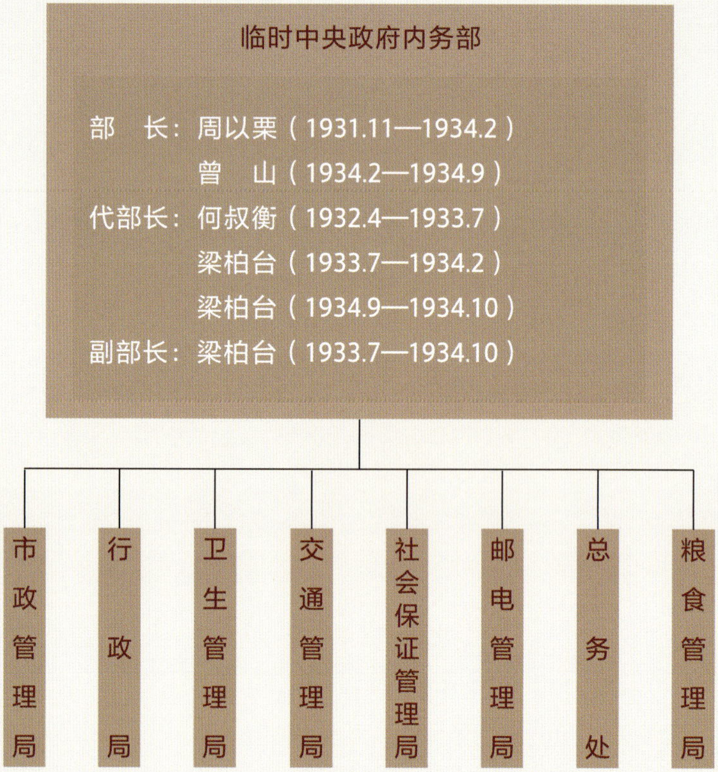

临时中央政府内务部机构示意图

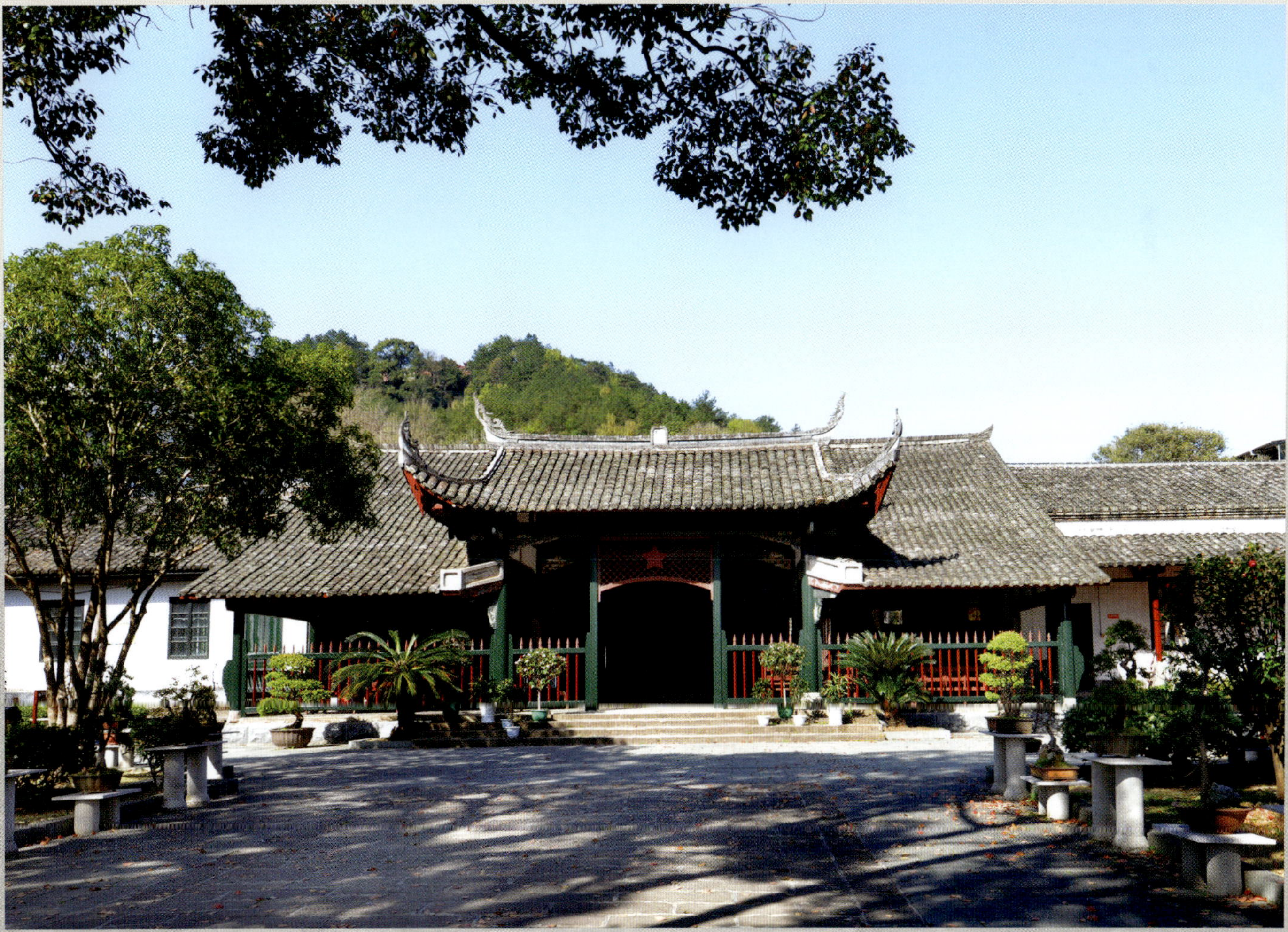

福建省苏维埃政府内务部旧址——福建长汀汀州

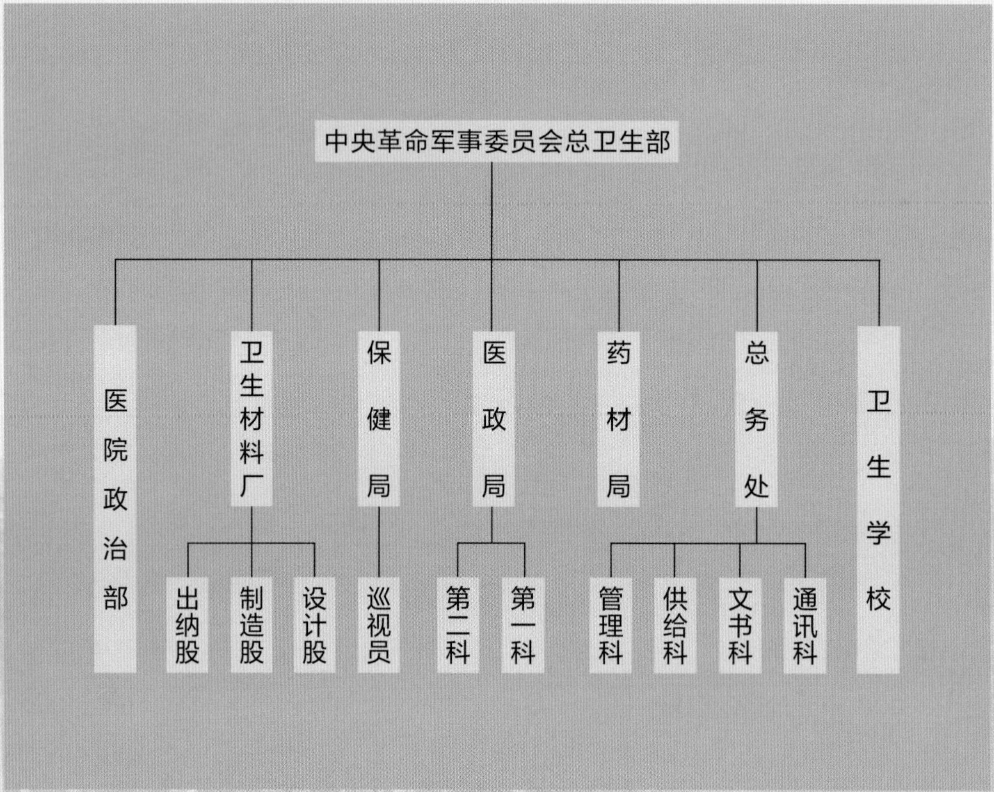

中央革命军事委员会总卫生部组织系统图（1933 年 6 月）

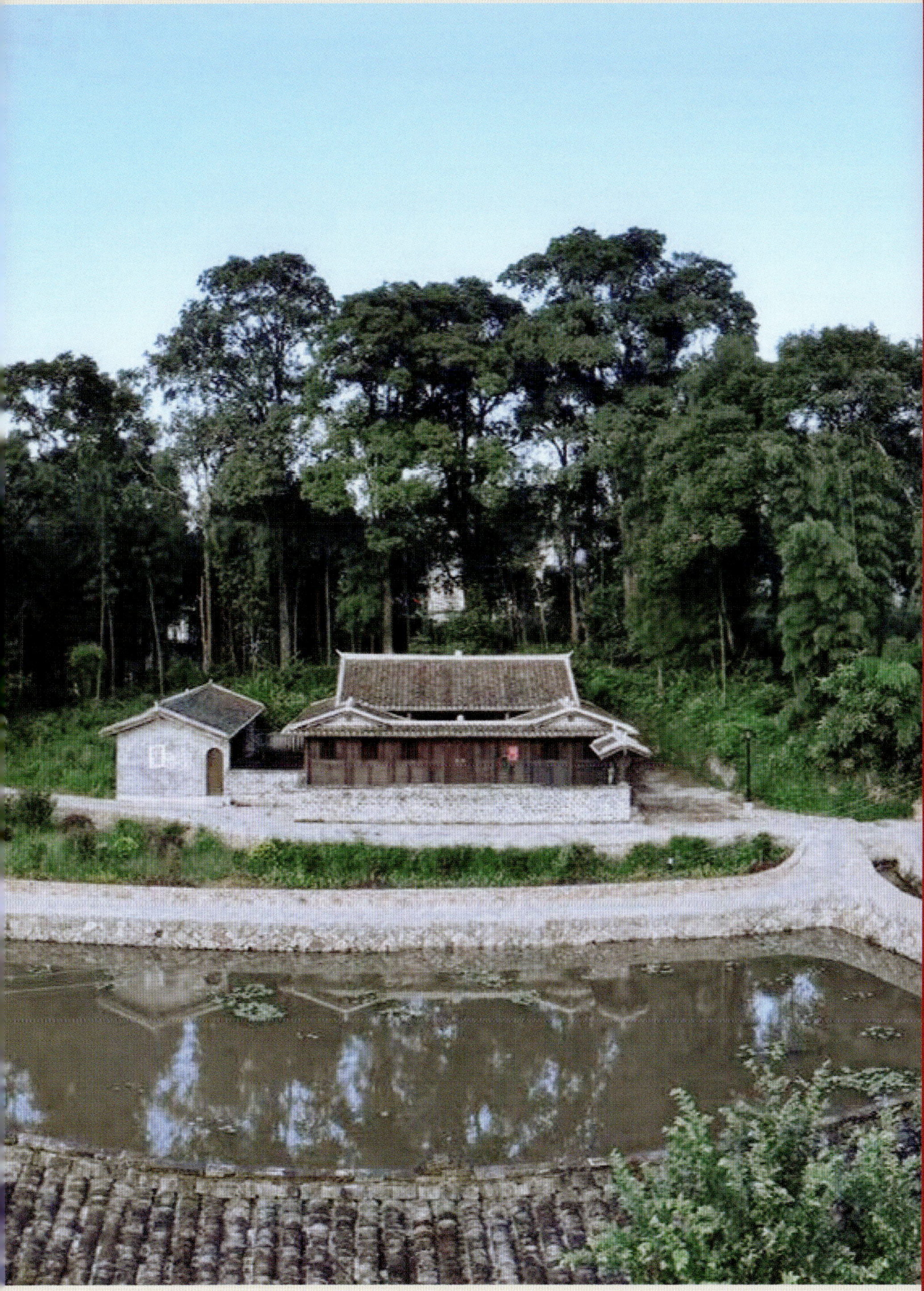

第三章

中央苏区（闽西）卫生防疫工作的开展

由于根据地经济萧条、卫生落后，广大工农群众饱受饥馑劳倦所苦，再加上国民党军队的连年围剿作战，造成传染病流行。因此，中央苏区政府开展卫生防疫与体育运动，以保障军民健康，增强军民体质，健民强兵。

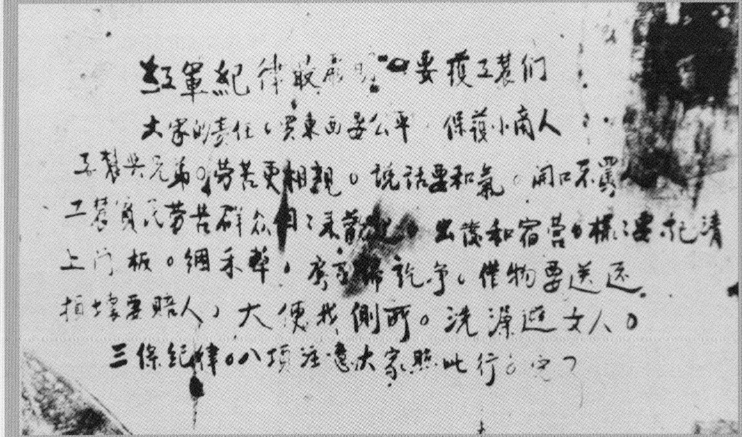

永定县（今龙岩市永定区）坎市“三条纪律，八项注意”

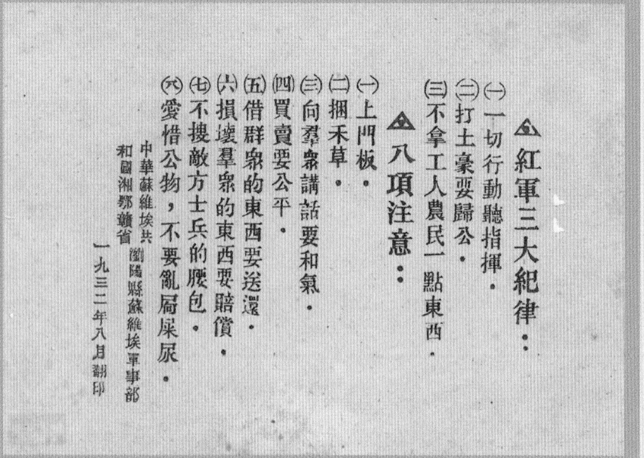
△紅軍三大紀律：
(一)一切行動聽指揮。
(二)打土豪要歸公。
(三)不拿工人農民一點東西。
△八項注意：
(一)上門板。
(二)捆禾草。
(三)向羣衆講話要和氣。
(四)買賣要公平。
(五)借群衆的東西要送還。
(六)損壞羣衆的東西要賠償。
(七)不搜敵方士兵的腰包。
(八)愛惜公物，不要亂屙屎尿。
中華蘇維埃共和國湘鄂贛省瀏陽縣蘇維埃軍事部
一九三二年八月翻印

“三大纪律，八项注意”传单

1929 年 5 月，红四军第二次进入闽西时，写在永定县坎市裕源店墙上的“三条纪律，八项注意”，是在井冈山时期的“六项注意”后面加上了“大便找厕所，洗澡避女人”两项卫生、文明事项。在随后的战争过程中，又不断地对“三条纪律，八项注意”进行修改和完善。

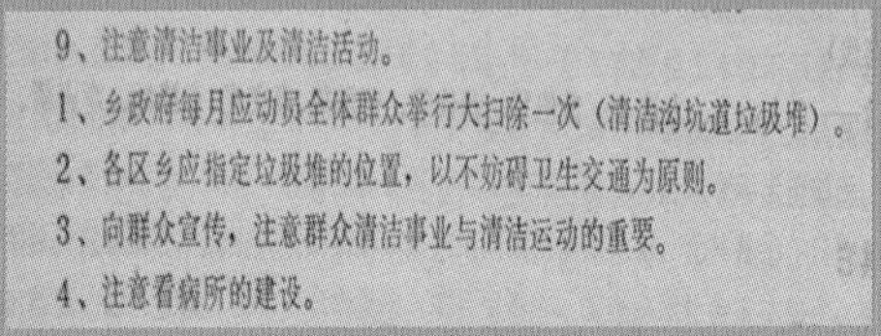
9、注意清洁事业及清洁活动。
1、乡政府每月应动员全体群众举行大扫除一次（清洁沟坑道垃圾堆）。
2、各区乡应指定垃圾堆的位置，以不妨碍卫生交通为原则。
3、向群众宣传，注意群众清洁事业与清洁运动的重要。
4、注意看病所的建设。

《上杭县苏第二届执委会决议案》

1930 年 7 月 2 日颁发的《上杭县苏第二届执委会决议案》，提出了注意清洁事业及清洁活动。

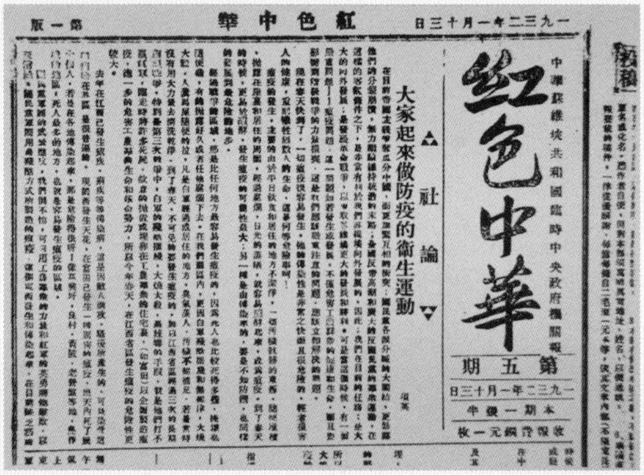

《红色中华》刊登社论《大家起来做防疫的卫生运动》（作者：项英）

1932 年 1 月，闽西地区天花流行，中华苏维埃临时中央政府人民委员会决定举行全苏区卫生防疫运动；项英在《红色中华》撰文《大家起来做防疫的卫生运动》，号召苏区群众做好卫生防疫工作。

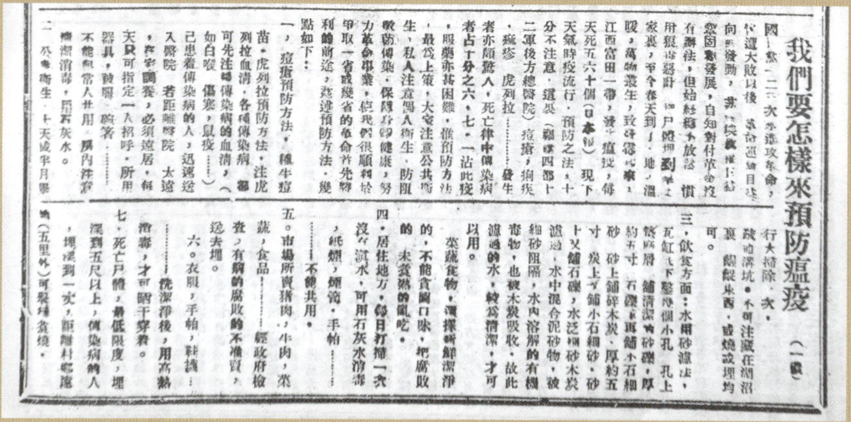
我們要怎樣來預防瘟疫

《红色中华》刊登《我们要怎样来预防瘟疫》（作者：范一农）

1932 年 2 月，长汀四都红十二军后方医院伤病员中天花、痢疾、霍乱等传染病流行，该院医生范一农撰写了《我们要怎样来预防瘟疫》一文，向群众介绍卫生防疫方法，号召全院人员注意个人卫生，搞好公共卫生，以防止传染病流行。

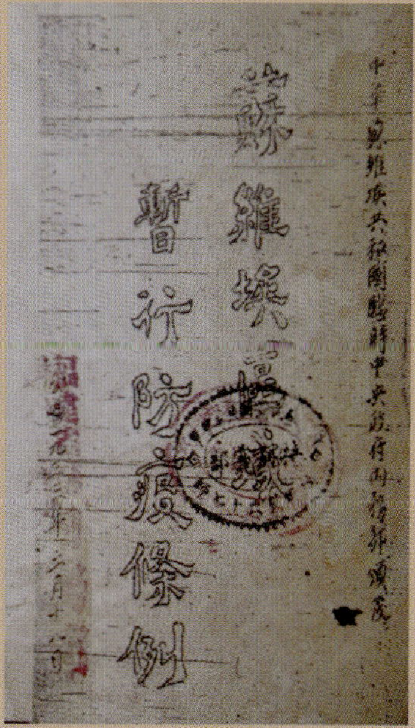

《苏维埃区域暂行防疫条例》

1932 年 3 月 18 日，中华苏维埃共和国临时中央政府内务部颁布了第 2 号训令，训令包括 3 个部分：《强固阶级战争的力量实行防疫的卫生运动》《苏维埃区域暂行防疫条例》和《卫生运动指导员工作纲领》。其中，《苏维埃区域暂行防疫条例》是训令的核心部分，提出要动员工农群众进行“防疫的卫生运动”。

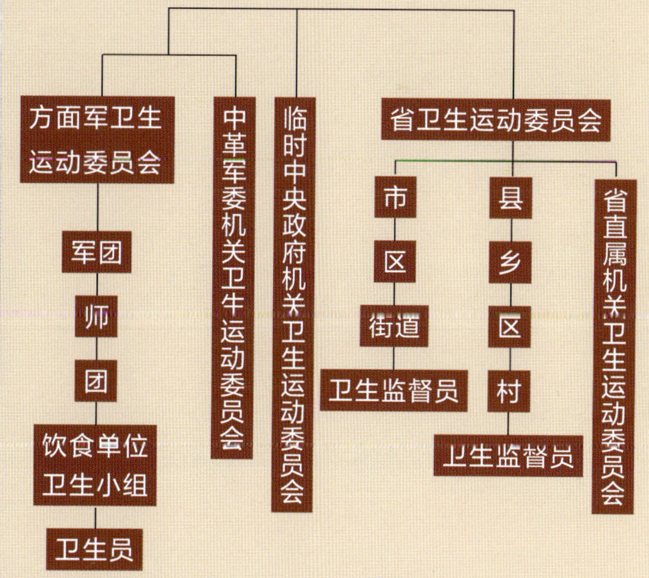

注：中央卫生运动委员会 1934 年更名为卫生防疫委员会

中央苏区卫生运动委员会组织系统图

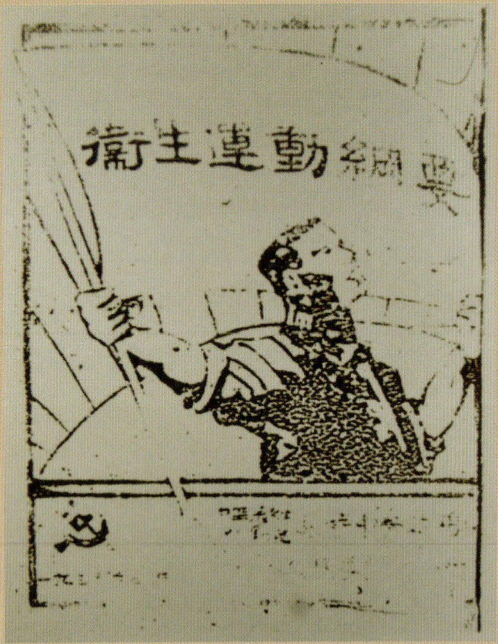

《卫生运动纲要》

1933年3月，临时中央政府内务人民委员部颁布了《卫生运动纲要》，《卫生运动纲要》对卫生运动组织提出了更明确而细致的安排。

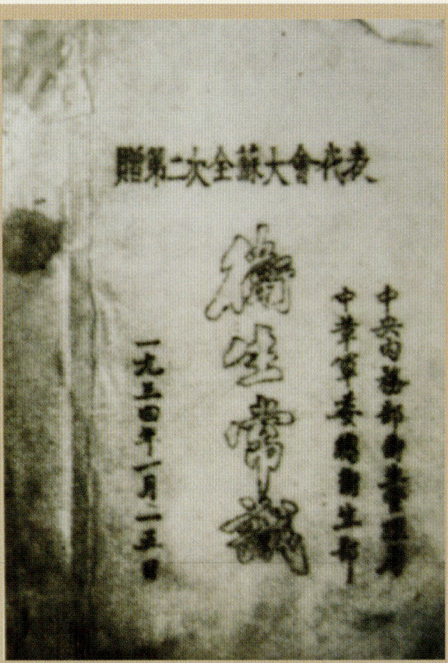

《卫生常识》

1934年1月，中华苏维埃共和国第二次全国代表大会召开，会议期间，中央内务部卫生管理局、中革军委总卫生部联名印发《赠第二次全苏大会代表卫生常识》一书给出席大会的各位代表。

工农大众听分明，疾病也是大敌人；有病红军难打仗，有病工作做唔成。要同疾病做斗争，大家就要讲卫生；
假使卫生唔讲究，灵丹妙药也闲讲。中央苏区内务部，卫生纲要早颁明；卫生运动要开展，纲要大家要实行。
当家作主工农兵，身体锻炼莫看轻；饮食居住要清洁，传染病人要隔离。公共卫生要做好，扫除污秽莫留停；
吐痰便溺莫随便，消灭蚊子并苍蝇。革命战争正紧张，青年同志上前方；身强力壮铁般硬，唔怕敌人唔缴枪。
前方杀敌凯歌扬，生产支前靠后方；打仗、生产都要身体好，开展卫生运动保健康。

《卫生运动歌》

唔（客家话，不的意思）、闲讲（客家话，没用的意思）。民歌通俗易懂，简明扼要地叙述开展群体性卫生运动的意义和方法，在群众中起到了很好作用。

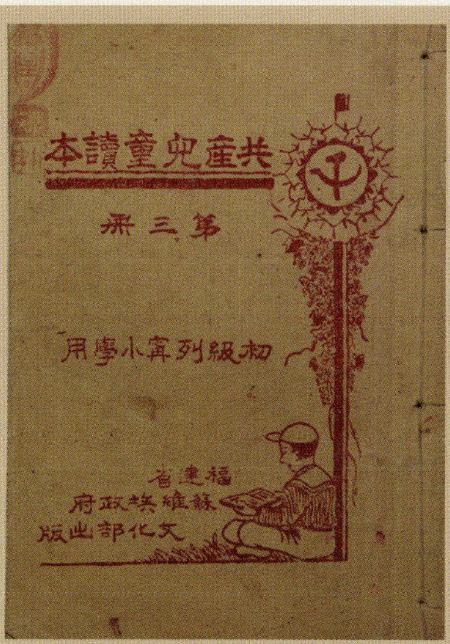

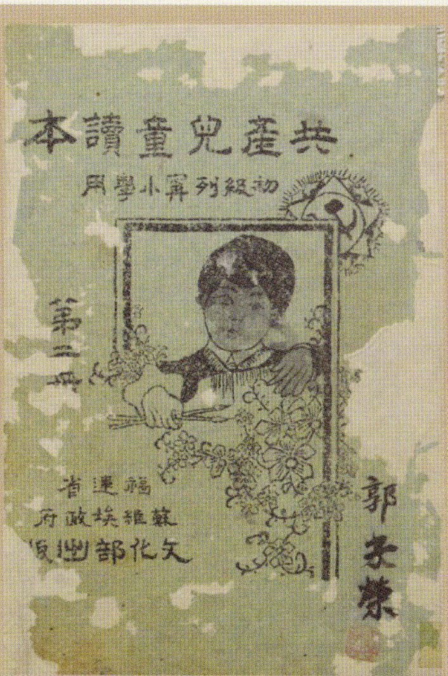

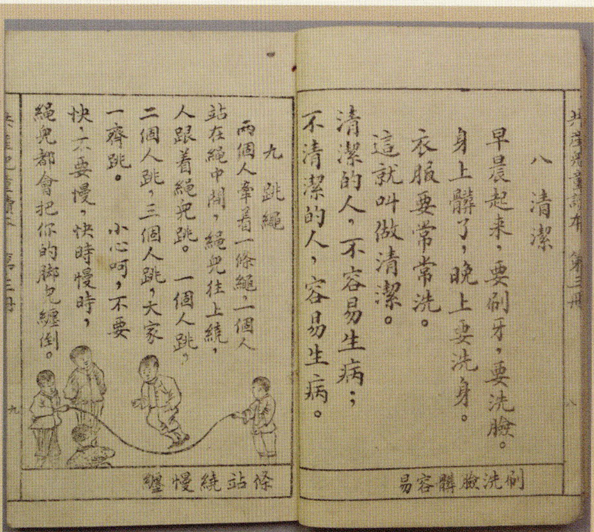

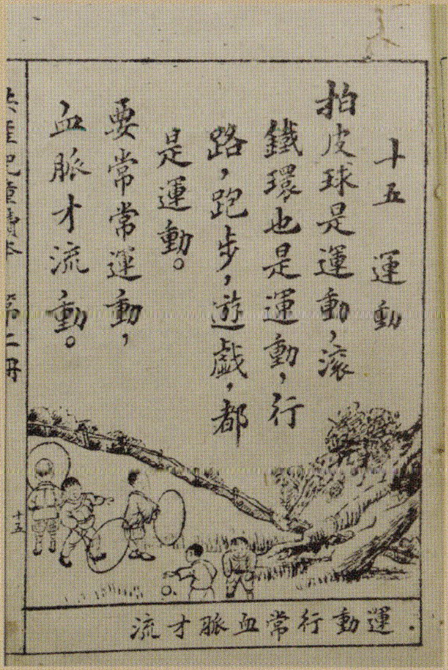

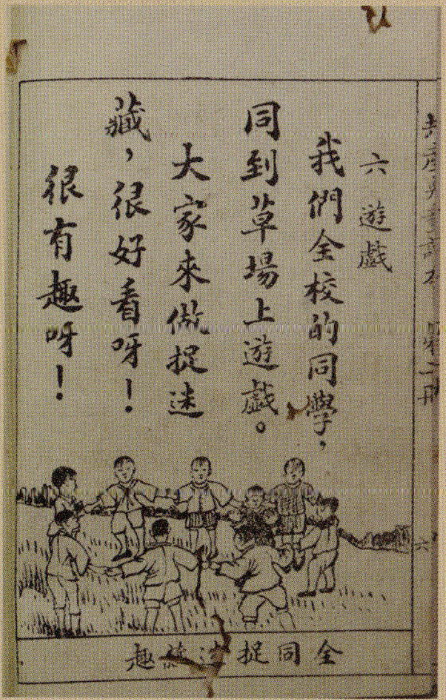

苏区列宁小学课本

苏区列宁小学课本有卫生知识课，如“清洁”“跳绳”“运动”“游戏”等。

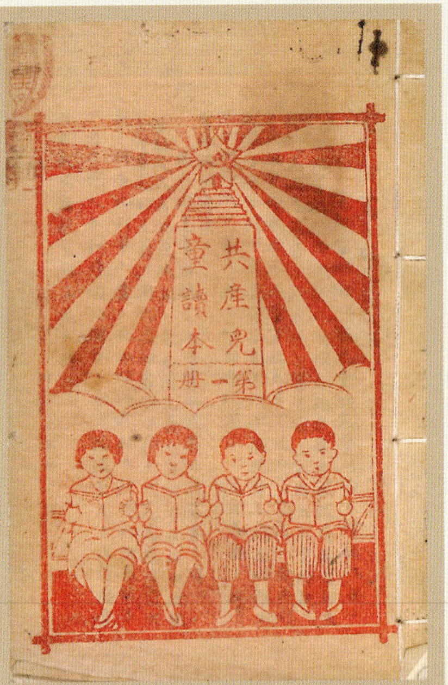

《共产儿童读本》

中华苏维埃共和国教育人民委员部组织编写的《共产儿童读本》内含有卫生常识的内容。

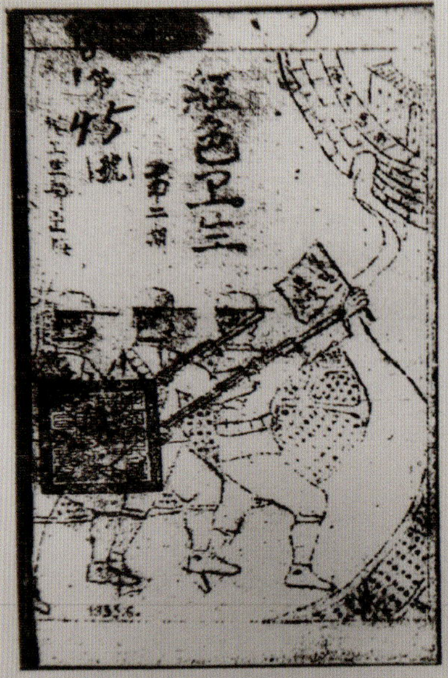

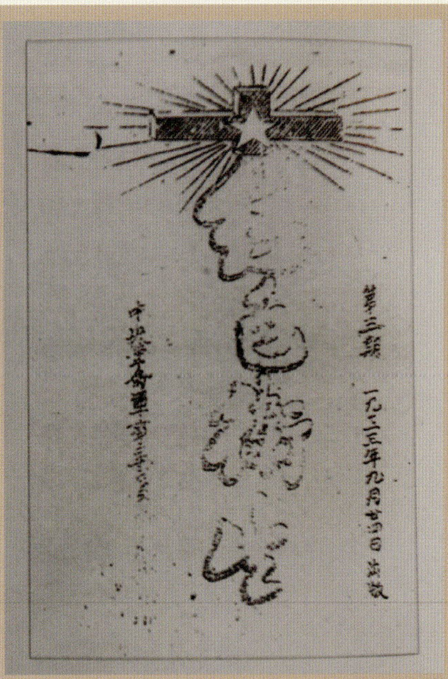

《红色卫生》

《红色卫生》是由中央革命军事委员会总卫生部创办、红军卫生学校负责编辑的卫生专业性刊物。

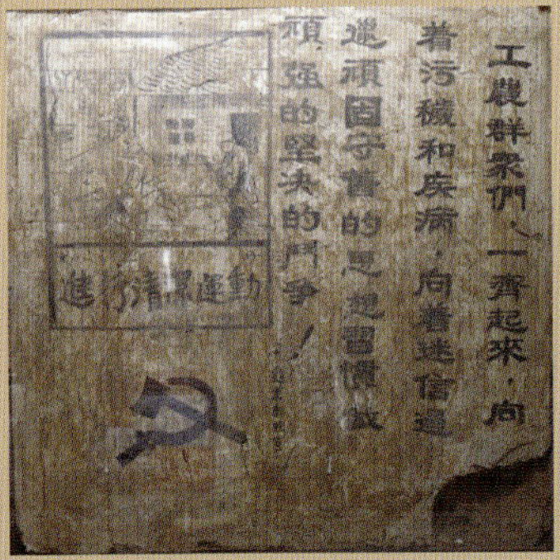

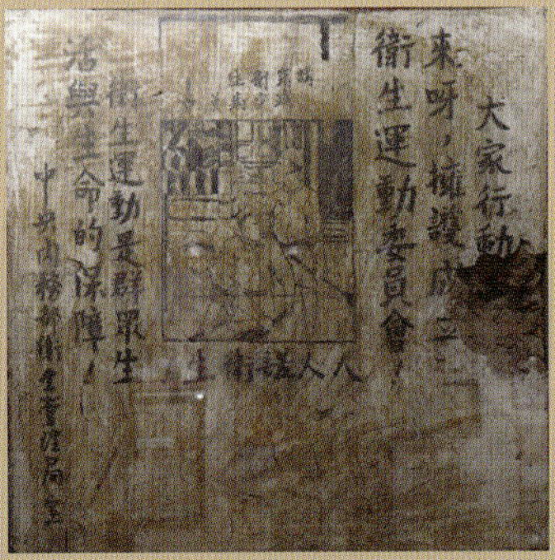

临时中央政府内务部卫生管理局墙报

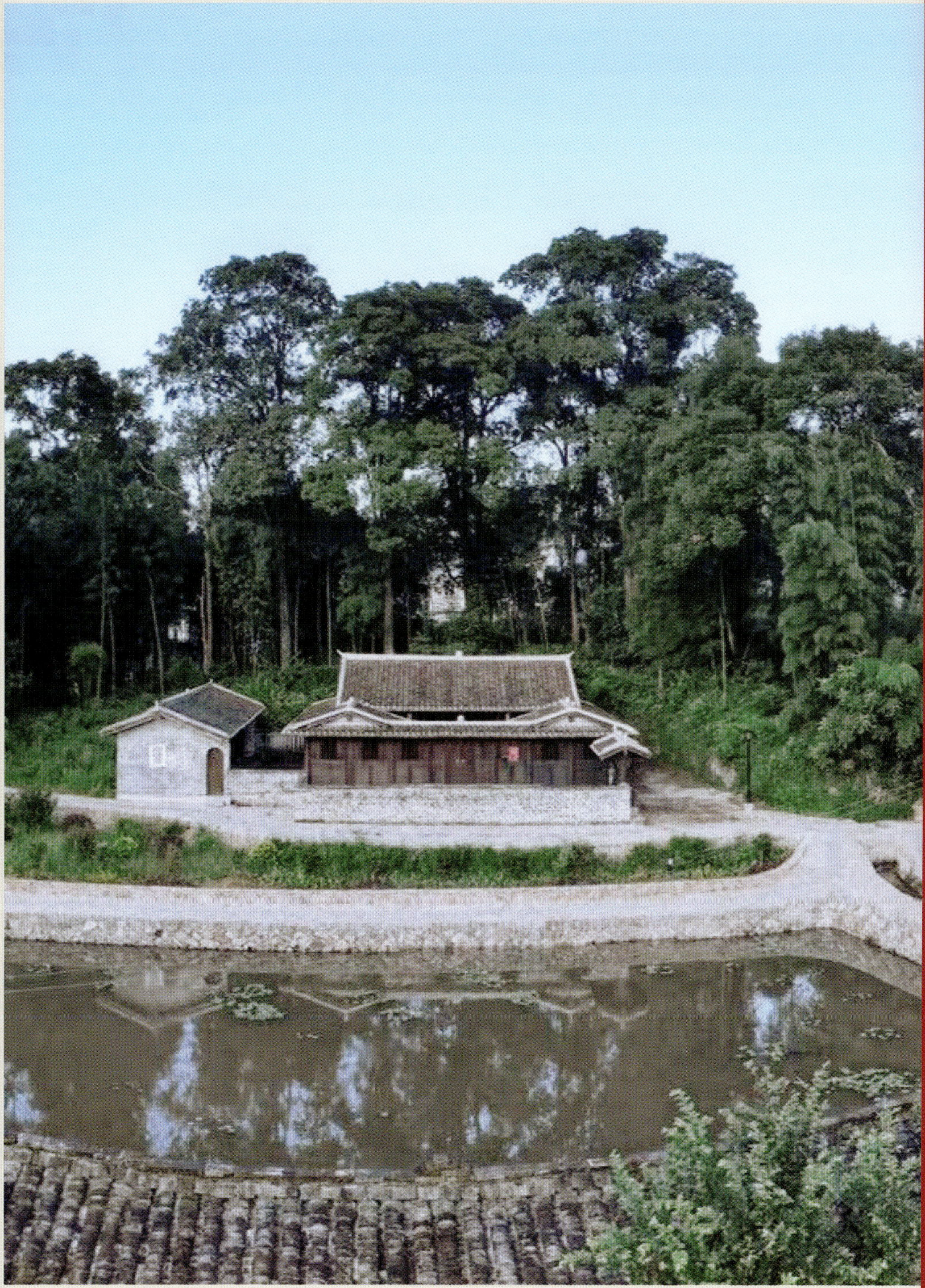

第四章

中央苏区（闽西）医学人才的培养

医务人员是苏区医药卫生工作的关键。党和红军多措并举增加医务人员，而创办各种卫生学校以培养医学人才，是一项最根本且最重要的举措。

闽西医院应招收实习生，由各县苏负责每县三人或五人于八月一日以前送到医院。

1. 实习生的条例于下：

A. 身体强壮。

B. 年龄十八岁以上、二十六岁以下。

C. 态度和蔼。

D. 粗识文字。

E. 做事精密。

F. 有革命性而带慈爱心的人。

2. 如合条件男女兼收。

主席　张鼎丞

一九三〇年七月十八日

闽西苏维埃政府通告新编第四号

1930 年 7 月 18 日，闽西苏维埃政府发布通告，要求闽西医院招收实习生。曾在长汀四都红十二军后方医院担任过院长的范一农，即是闽西医院的实习生之一。

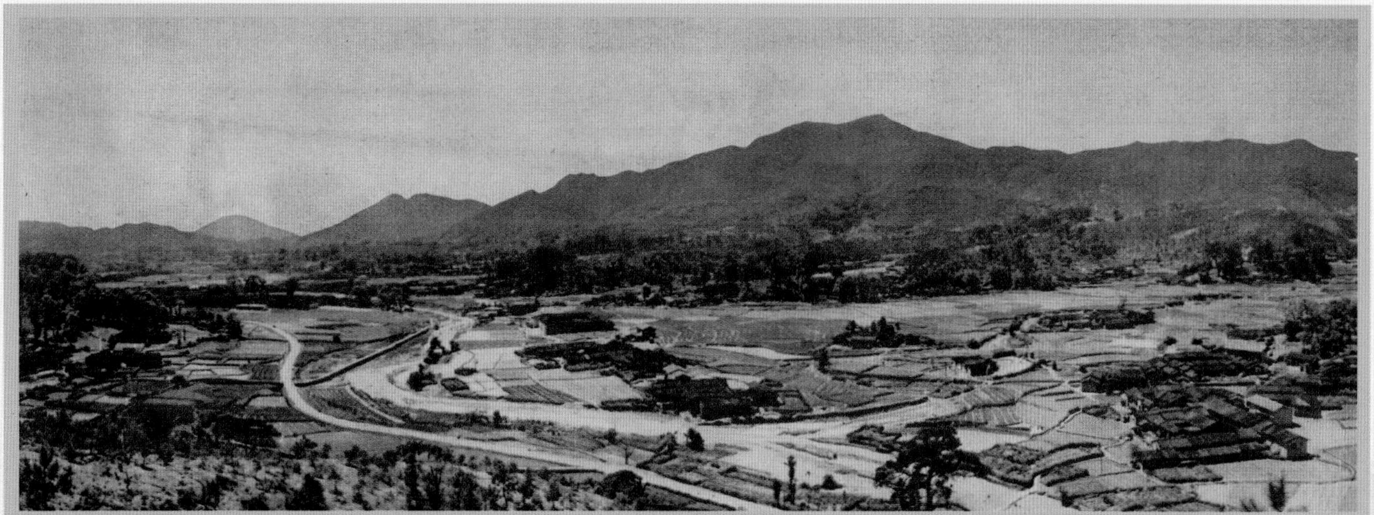

才溪女护士训练班所在地（今龙岩上杭才溪）

1931年4月，上杭才溪区苏维埃政府在从才溪庄背庙搬迁到癞牯窝的才溪后方临时中医院开办了一期女护士训练班。学员是从苏维埃政府慰劳红军队、洗衣队、救护队和担架队中挑选的30余名青年妇女。

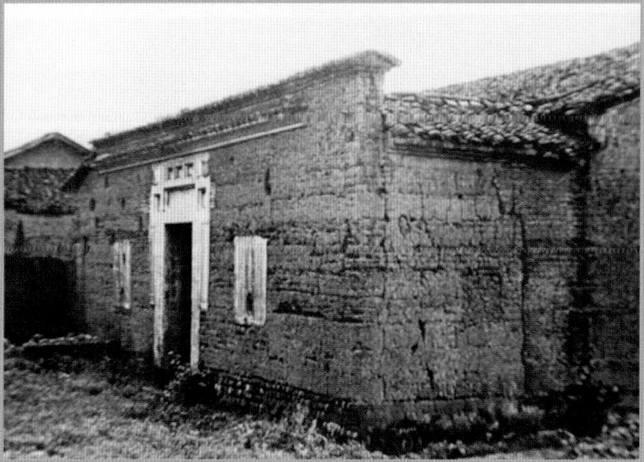

四都红十二军后方医院旧址

1932年，位于长汀四都的红十二军后方医院成立看护训练队，由各部队选送有初级文化程度的年青人，经入学考试后择优录取，优秀毕业学员被选送到位于江西的中国工农红军军医学校继续学习。涂通今、黄乎就是从这个看护训练队选送到中国工农红军军医学校第二期学习的。

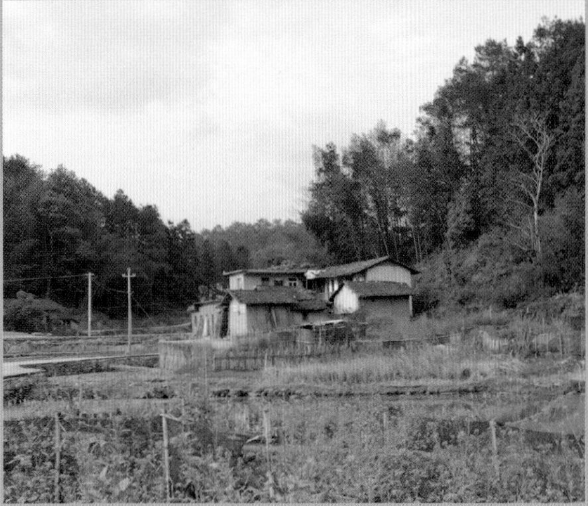

通贤中医训练班旧址

1932 年 2 月，上杭才溪区苏维埃政府开办了学制两年的中医培训班，聘请当地老中医担任教师，各乡苏维埃政府推荐了 17 名有初级小学文化程度的青年参加学习。学习课程主要有《药性赋》《汤头歌诀》《脉诀》《伤寒论》《难经》等。学员实习则到附近药材合作社跟师诊病抓药。

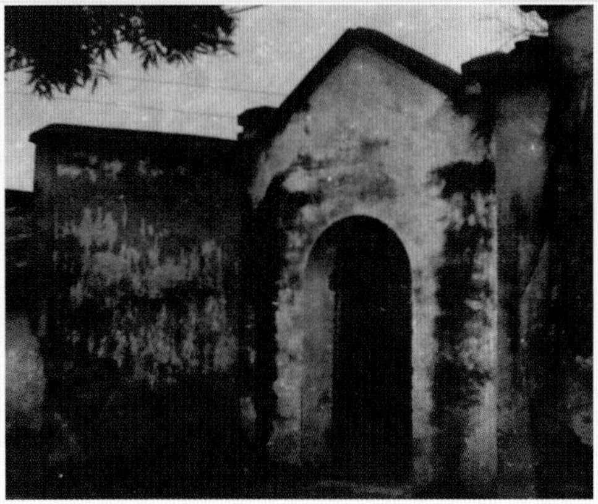

中央红色看护学校旧址

1932 年 2 月，在毛泽东的倡导下，傅连暲于长汀县城万寿宫创办了中央苏区第一所中央红色看护学校，第一期招生 60 名。不久，中央红色看护学校升格为中央红色医务学校。

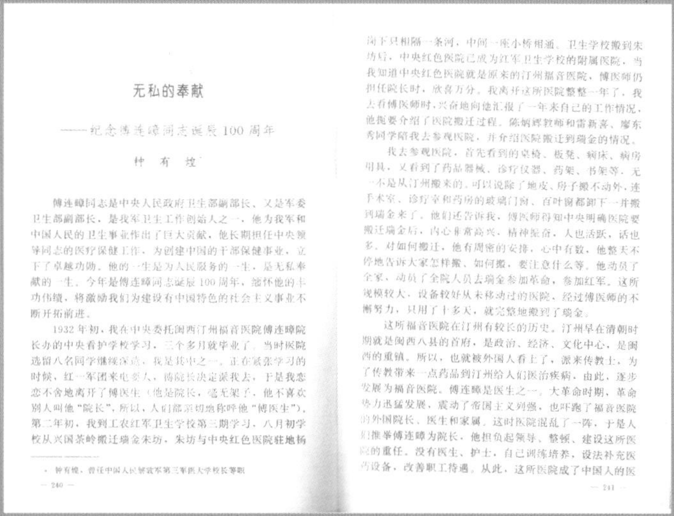

无私的奉献

——纪念傅连暲同志诞辰 100 周年

钟有煌*

傅连暲同志是中央人民政府卫生部副部长、又是军委卫生部副部长，是我军卫生工作创始人之一，他为我军和中国人民的卫生事业作出了巨大贡献，他长期担任中央领导同志的医疗保健工作，为创建中国的干部保健事业，立下了卓越功勋。他的一生是为人民服务的一生，是无私奉献的一生。今年是傅连暲同志诞辰 100 周年，缅怀他的丰功伟绩，将激励我们为建设有中国特色的社会主义事业不断开拓前进。

1932 年初，我在中央委托闽西汀州福音医院傅连暲院长办的中央看护学校学习，三个多月就毕业了。当时医院选留八名同学继续深造，我是其中之一。正在紧张学习的时候，红一军团来电要人，傅院长决定派我去，于是我恋恋不舍地离开了傅医生（他是院长，毫无架子，他不喜欢别人叫他"院长"，所以，人们都亲切地称呼他"傅医生"）。第二年初，我到工农红军卫生学校第三期学习，八月初学校从兴国茶岭搬迁瑞金朱坊，朱坊与中央红色医院驻地杨岗下只相隔一条河，中间一座小桥相通。卫生学校搬到朱坊后，中央红色医院已成为红军卫生学校的附属医院，当我知道中央红色医院就是原来的汀州福音医院，傅医师仍担任院长时，欣喜万分。我离开这所医院整整一年了，我去看傅医师时，兴奋地向他汇报了一年来自己的工作情况，他扼要介绍了医院搬迁过程。陈炳辉教师和雷新喜、廖东秀同学陪我去参观医院，并介绍医院搬迁到瑞金的情况。

我去参观医院，首先看到的桌椅、板凳、病床、病房用具，又看到了药品器械、诊疗仪器、药架、书架等，无一不是从汀州搬来的。可以说除了地皮、房子搬不动外，连手术室、诊疗室和药房的玻璃门窗、百叶窗都卸下一并搬到瑞金来了。他们还告诉我，傅医师得知中央明确医院要搬迁瑞金后，内心非常高兴，精神振奋，人也活跃，话也多。对如何搬迁，他有周密的安排，心中有数，他整天不停地告诉大家怎样搬、如何搬，要注意什么等。他动员了全家、动员了全院人员去瑞金参加革命，参加红军。这所规模较大、设备较好从未移动过的医院，经过傅医师的不懈努力，只用了十多天，就完整地搬到了瑞金。

这所福音医院在汀州有较长的历史。汀州早在清朝时期就是闽西八县的首府，是政治、经济、文化中心，是闽西的重镇。所以，也就被外国人看上了，派来传教士，为了传教带来一点药品到汀州给人们医治疾病，由此，逐步发展为福音医院。傅连暲是医生之一。大革命时期，革命势力迅猛发展，震动了帝国主义列强，也吓跑了福音医院的外国院长、医生和家属。这时医院混乱了一阵，于是人们推举傅连暲为院长，他担负起领导、整顿、建设这所医院的重任。没有医生、护士，自己训练培养，设法补充医药设备，改善职工待遇。从此，这所医院成了中国人的医

* 钟有煌，曾任中国人民解放军第三军医大学校长等职

— 240 —

— 241 —

钟有煌撰写的回忆傅连暲的文章

钟有煌是中央红色看护学校第一期毕业学员。

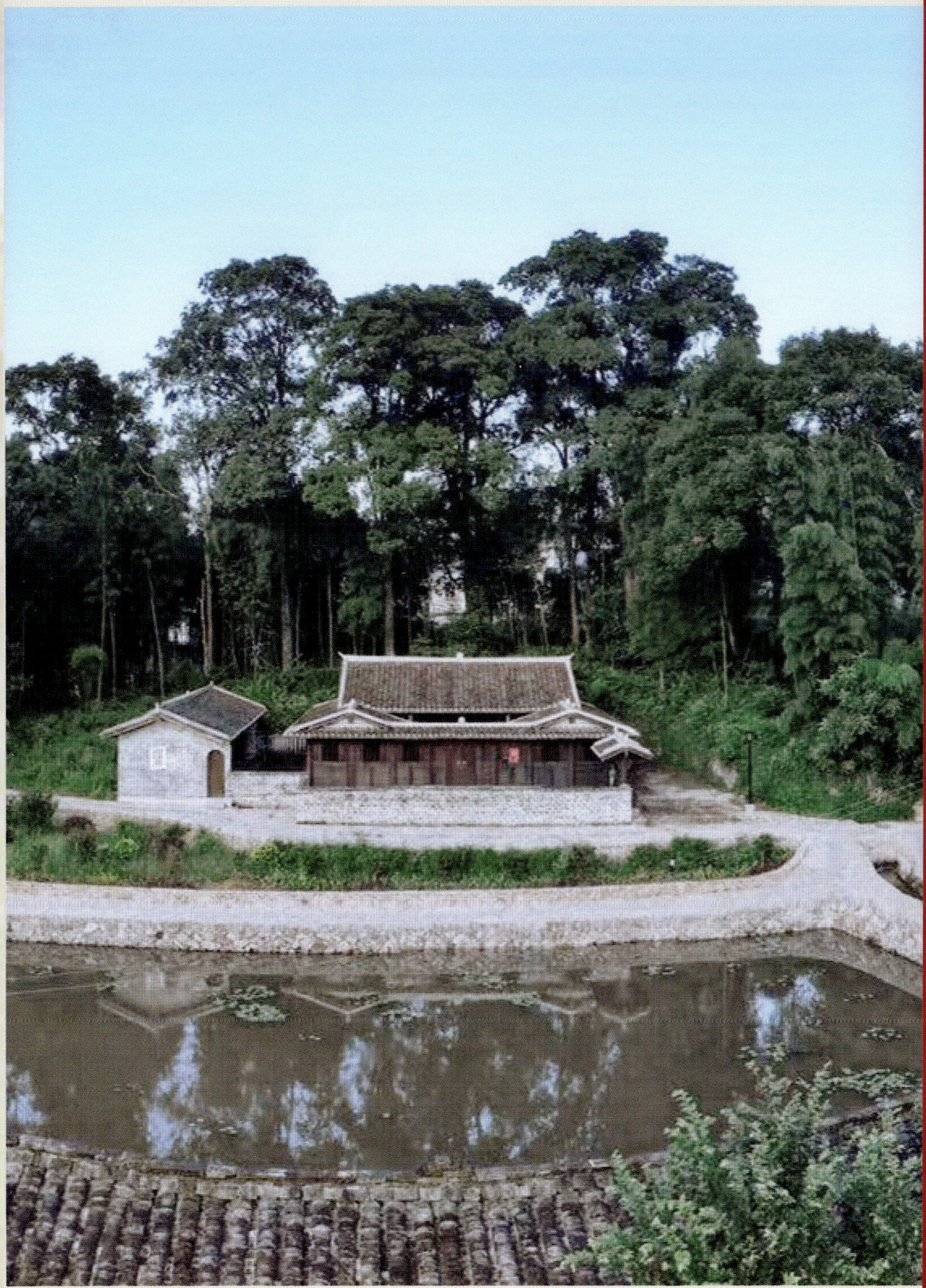

第五章

中央苏区（闽西）药械的供应

1930 ~ 1934年，国民党军队对苏区进行武装“围剿”和经济封锁，在那“黄金有价药无价”的非常时期，苏区采取建立地下交通运输线、成立药材（业）合作社、自办制药厂等一系列措施，千方百计解决药物和医疗用具的供应问题。

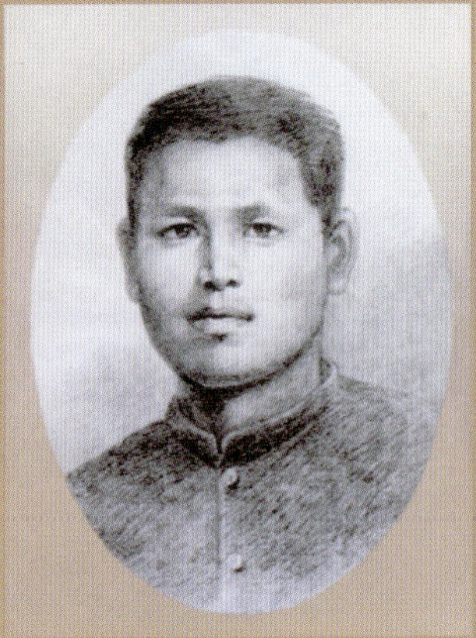

曹国煌

曹国煌（1909—1932），福建宁化曹坊人。傅连暲以汀州福音医院的名义，派学生曹国煌化装成商人到上海中英药房购买药械；后分别在上海、汕头、峰市、上杭等地开设药房，帮助红军购药运药。曹国煌在峰市药站工作时被捕，牺牲于上杭。

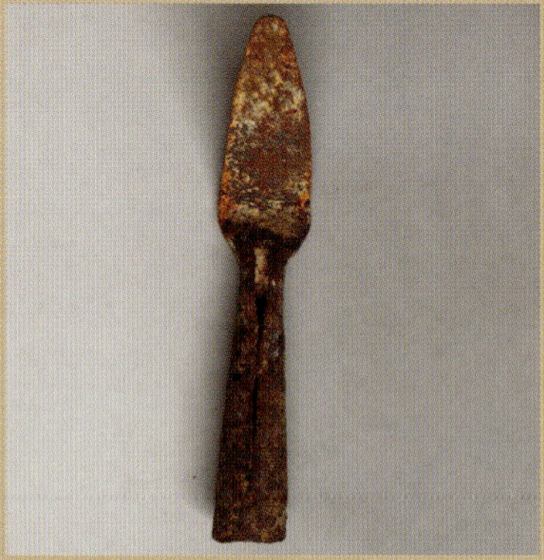

1931 年合溪交通站使用过的梭镖

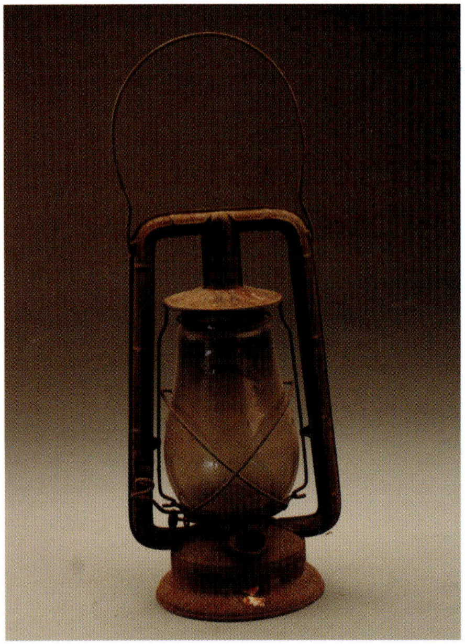

1929~1931 年合溪交通站使用过的马灯

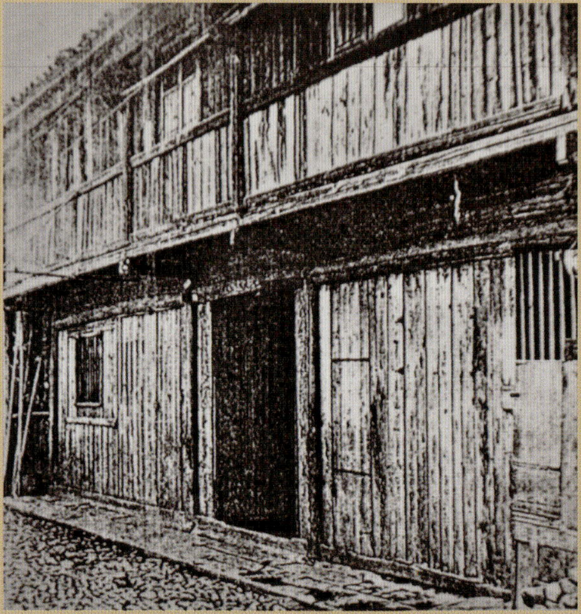

长汀县城老街的中华苏维埃贸易公司旧址

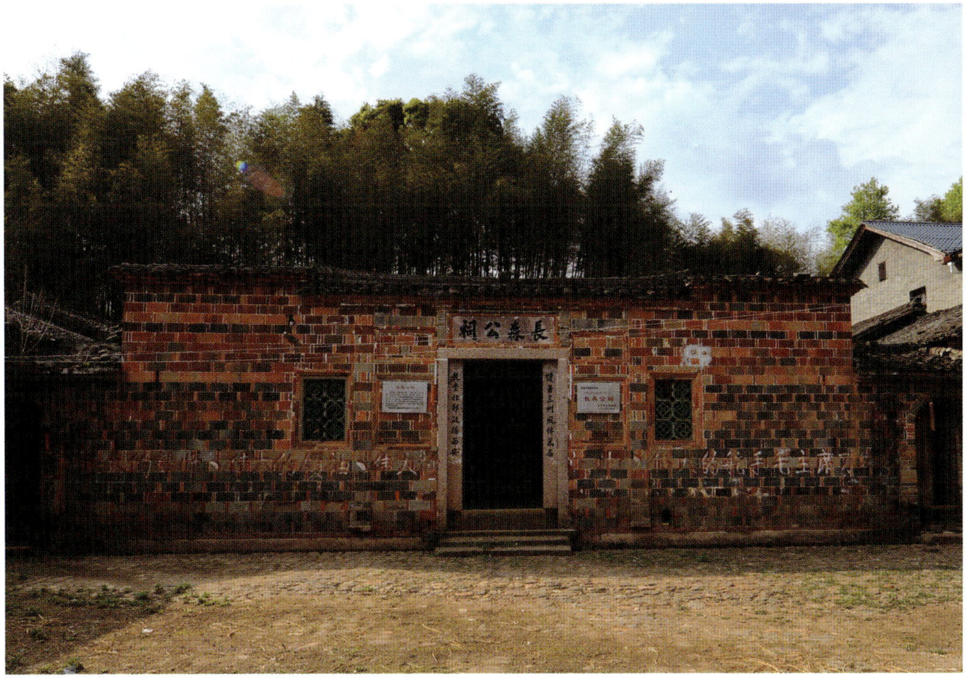

四都渔溪卫生材料厂——长汀四都渔溪村

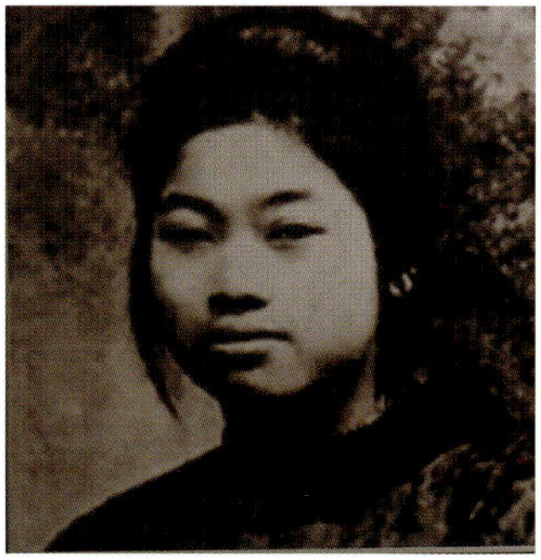

唐义贞

唐义贞（1909—1935），湖北武昌人。唐义贞任总卫生部药材局局长兼中央卫生材料厂厂长，领导全厂职工上山采集中草药，制成各种膏、丹、丸、散，解决苏区药品奇缺的困难，并且培养了一批制药人才。

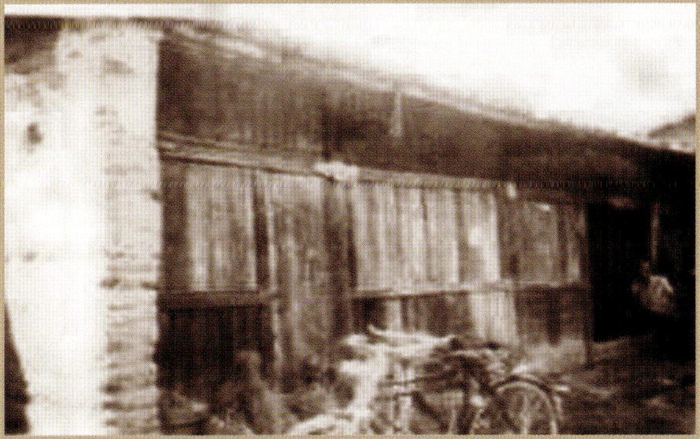

通贤药材合作社

从 1930 年春至 1934 年 10 月，才溪区 12 个乡先后创办了 5 个药材合作社。其中，通贤药材合作社设于上杭通贤黄屋街（原黄贡拔店），并采取群众入股形式筹集资金，6 名工作人员千方百计采集收购中草药，并自制成膏、丹、丸、散。

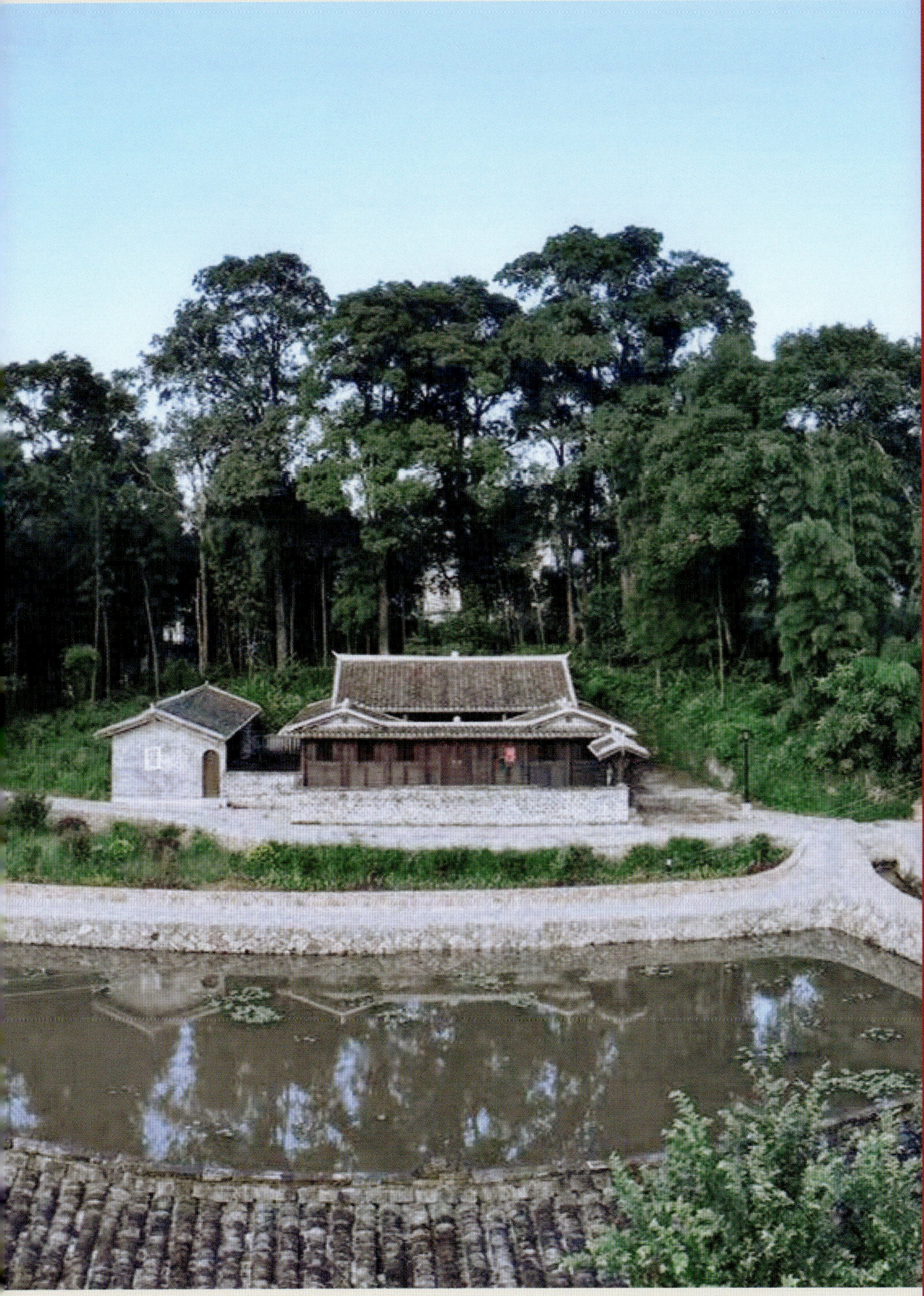

第六章

中央苏区（闽西）红军医院的成立

在历次反“围剿”作战中，从前线到后方医院都建立了不同规模的兵站线，逐渐组成了绷带所—野战医院—兵站医院—后方医院—总医院的后送救治体系。为医治红军伤病员，中央苏区政府在群众基础好的根据地带内设立后方医院和总医院。

闽西后方医院

1929年5月，毛泽东、朱德率领红四军第二次入闽作战，部队在连续作战过程中，不少士兵负伤或生病需要安置并治疗。毛泽东认为上杭蛟洋一带红色基地比较稳固，指示傅柏翠在蛟洋设立红军医院。6月，上杭北四区委在石背村的“傅家祠”（即傅氏祠堂）设立了“闽西后方医院”，区委书记傅希孟率领群众将沿途染病和在战斗中负伤的伤病员接运到医院。因院址设在上杭蛟洋，故当地人民及后人的回忆录中常称在蛟洋办院期间的闽西后方医院为“蛟洋红军医院”。

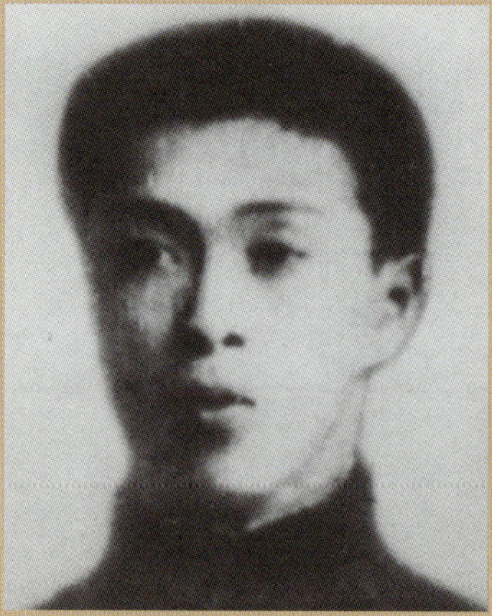

傅柏翠

傅柏翠（1896—1993），福建上杭蛟洋人。青年时期留学日本，并在留学期间加入孙中山组织的中华革命党。回国后，组织发动学生和农民运动，于1927年9月加入中国共产党。1928年6月25日，领导蛟洋农民武装暴动，打响上杭武装革命斗争的第一枪。1929年7月任红四军第四纵队司令员、红四军前委委员等职。傅柏翠被毛泽东尊称为“闽西傅先生”。中华人民共和国成立后，历任福建省人民法院院长、省人民政府委员、省文史研究馆馆长、省政协委员、中国国民党革命委员会福建分会副主委、主委，省人大常委会副主任等职。被选为中国国民党革命委员会中央常务委员。

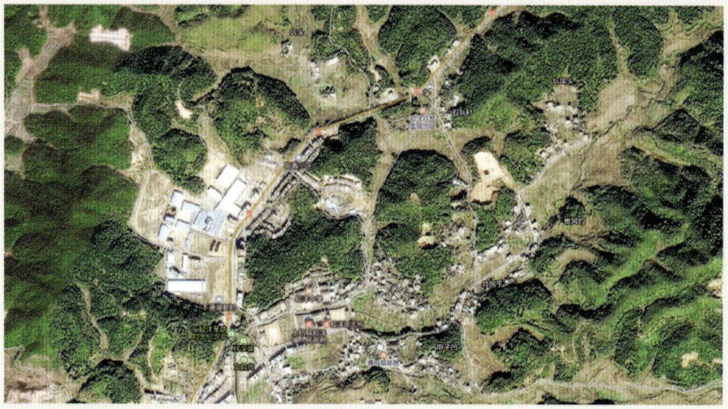

石背地图

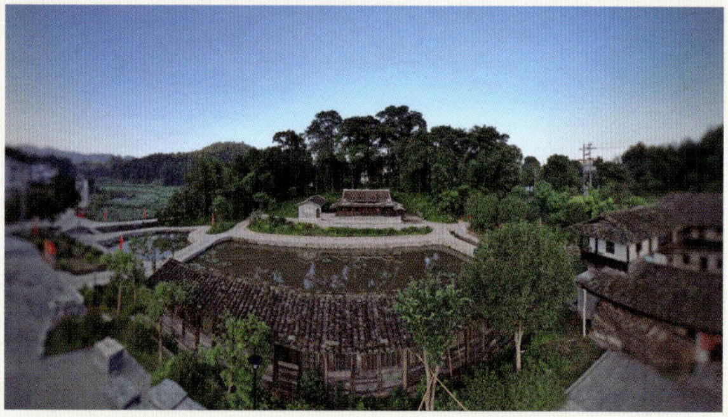

石背航拍图[1]

蛟洋村石背地处当时龙岩、连城、上杭三县交界处，四周群山环抱，地形险要，易守难攻。

①该图拍摄于2022年。

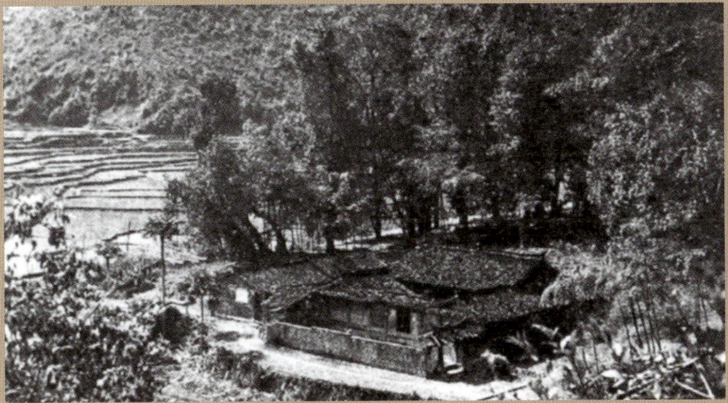
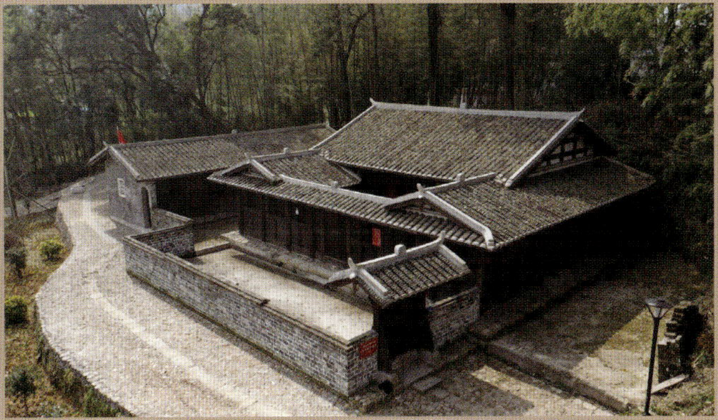

蛟洋红军医院旧址①

傅家祠包括建于明清年间的上下两祠及围屋、拳馆、义学共 40 多间，均为砖木或杉木架构的平房。上祠用于安置危重伤病员，其他伤病员分别安置在下祠、义学、拳馆等处。

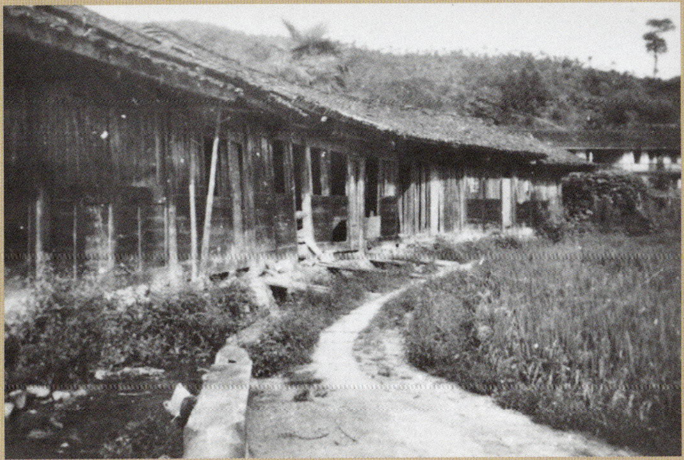
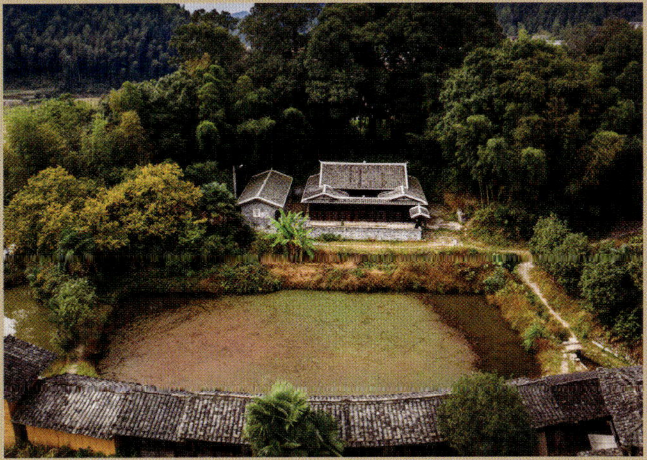

蛟洋红军医院旧址②

蛟洋红军医院的药房和医务工作人员的住房设在傅家祠对面的 7 间平房中。

①②两组图的左图拍摄于 1987 年，右图拍摄于 2022 年。

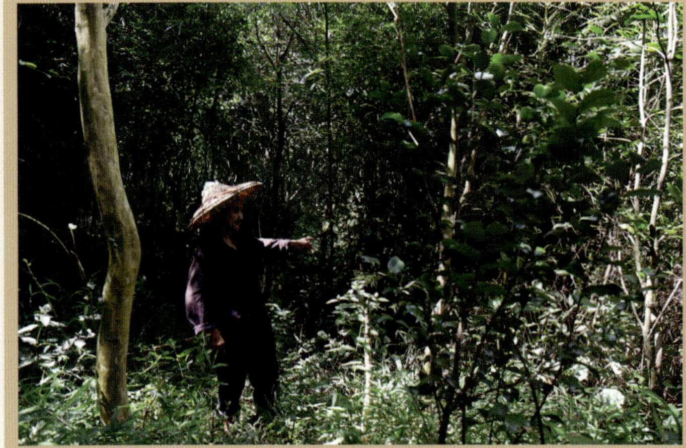

甲子凹

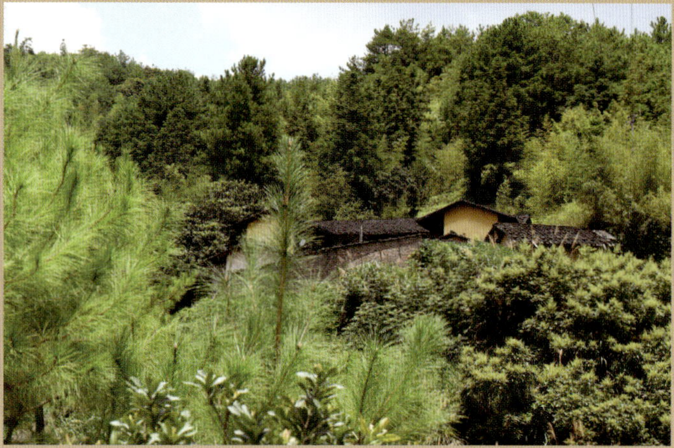

崇头连四坑纸寮

除了傅家祠，蛟洋红军医院还在甲子凹、崇头连四坑纸寮各设了一个医疗点。

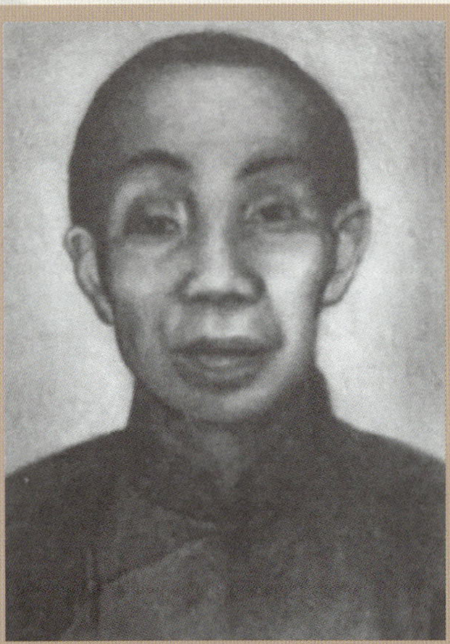

傅赉弼

傅赉弼（1879—1941），字丹初，自称"知稼山人"。上杭蛟洋人。1913年任上杭县立中学（上杭县第一中学前身）首任校长。

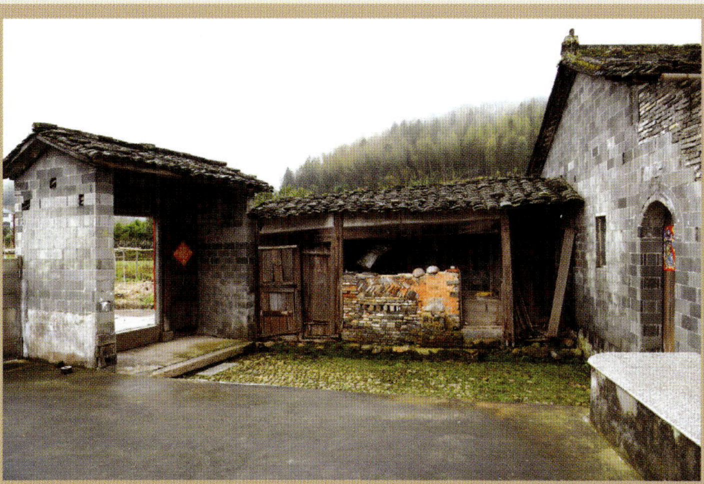

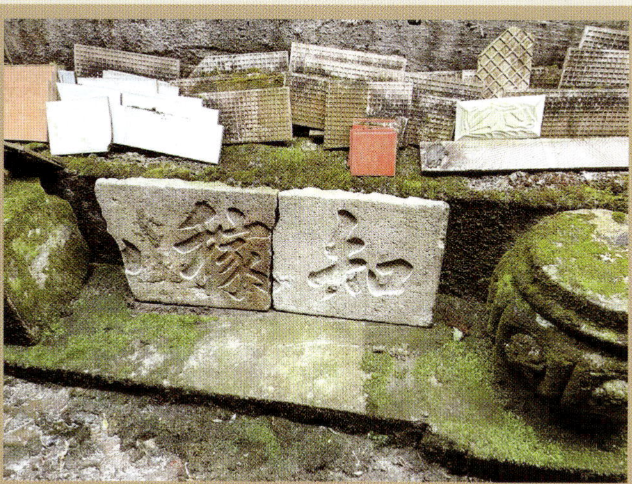

知稼山庄[1]

当伤病员增加到300多人，傅家祠已无法容纳所有伤病员时，傅赉弼将自己居住的“知稼山庄”的后楼腾出来给红军伤病员住。

蛟洋红军医院工作人员表

院长	陈永林
党代表	王俊恒（兼中医）
事务长	傅庆奎
会计	傅锡奎
医官	傅赞谟、江怀瑾、王寿人、傅柏梁、张根瑞、傅沚秋、傅森宁、傅兆鸿、黄玉书等
看护	3人（2男1女）

①该组图拍摄于2022年。

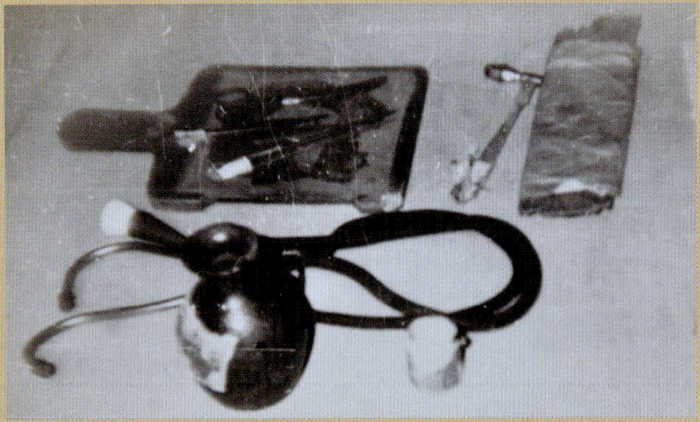

蛟洋红军医院使用过的医疗器械

蛟洋红军医院的医疗器械极为简陋，只有听诊器、注射器、竹制镊子、剪刀、止血钳、小手术刀、缝合针、托盘等，仅能做简单的小手术。

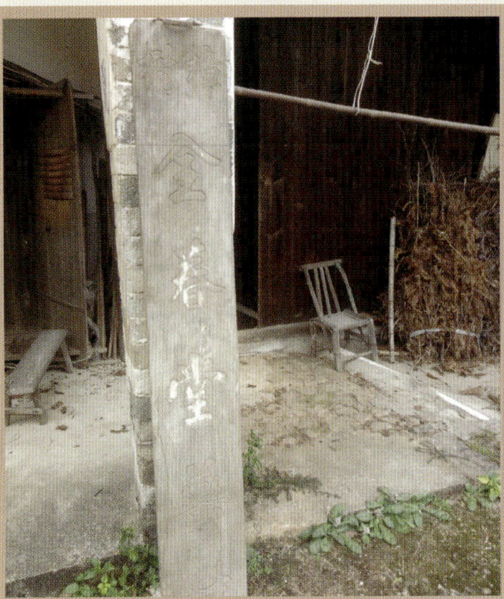

全春堂药铺旧址①

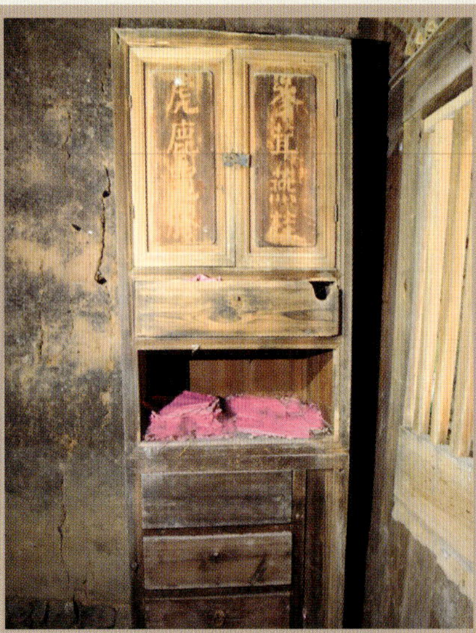

全春堂药铺药橱②

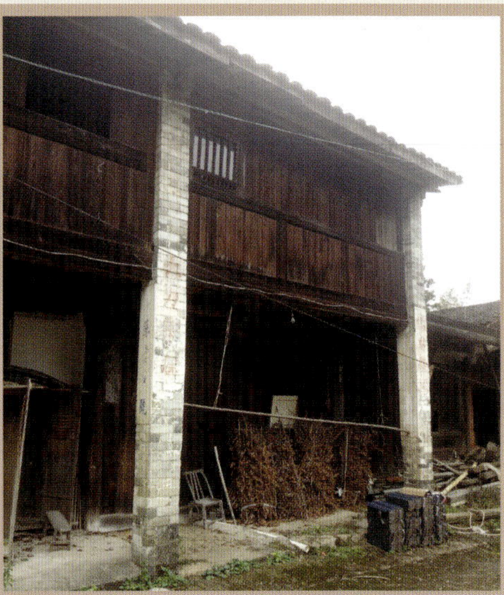

来苏堂药铺旧址③

医院药品以中药为主，药物主要靠当地全春堂（店主孙全盛，江西樟树人）、来苏堂（店主邱文英，福建上杭蛟洋崇头村人）两家药铺供应。

①②③图拍摄于 2022 年。

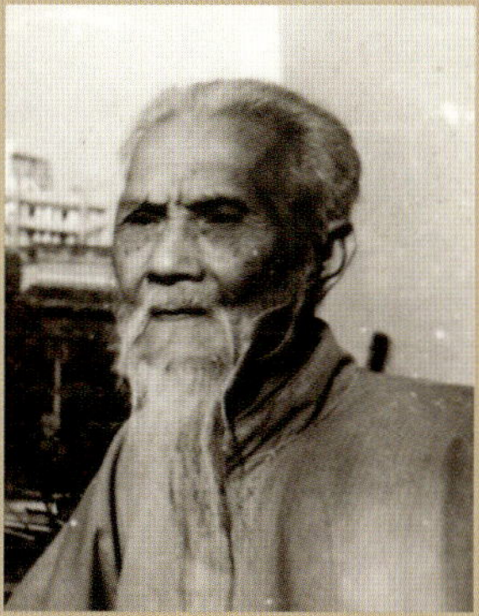

傅赞谟

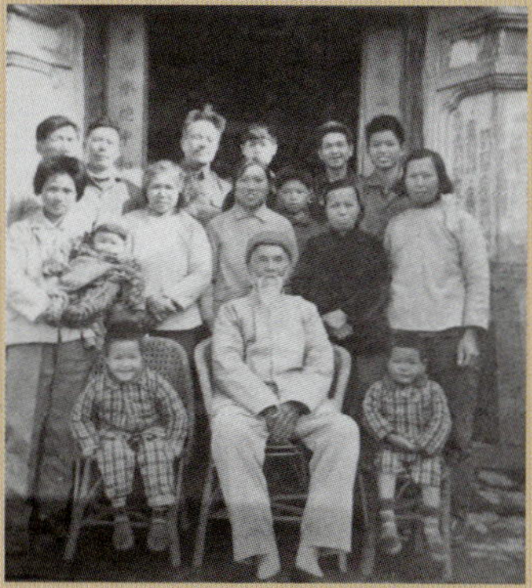

傅赞谟全家福

傅赞谟（1895—1995），福建上杭蛟洋人。少年时随长兄赴上海和浙江一带，在其兄开设的药铺当学徒，自学中医和西医，后返乡成家。蛟洋红军医院成立之后，任医院西医内科医生，恪尽职守，深得伤病员爱戴。在蛟洋红军医院历次搬迁中始终跟随任职医官。红军主力长征后，傅赞谟继续在蛟洋悬壶济世，每遇穷苦患者，一律减收，甚至免收诊费、药费，捐资公益从不甘为人后。

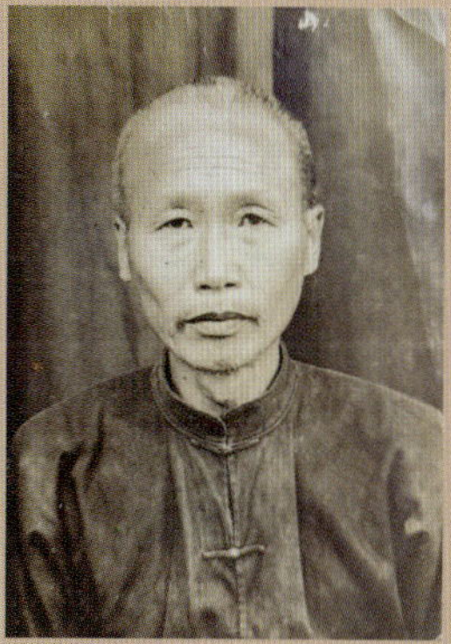

傅柏梁

傅柏梁（1881—1956），福建上杭蛟洋人。少年时拜当地较有名气的中医为师，后又前往连城拜师学医。学成后归乡，23岁开始悬壶济世。在治疗外科疾患中摸索出一套独特的治疗方案，自制了一些有效药剂。蛟洋红军医院成立后，被征召任医院的中医外科医生，以其特制的生肌散、药膏等外用药物和精湛的清创消炎技术，为众多红军伤病员施药救治。红军主力长征后，傅柏梁继续在蛟洋行医。

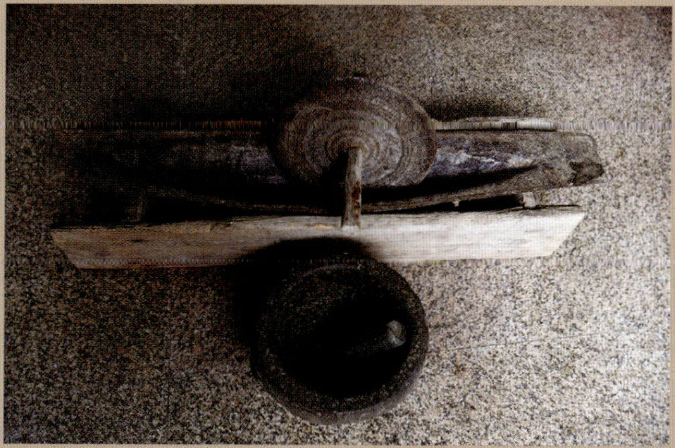

傅柏梁使用过的药碾子

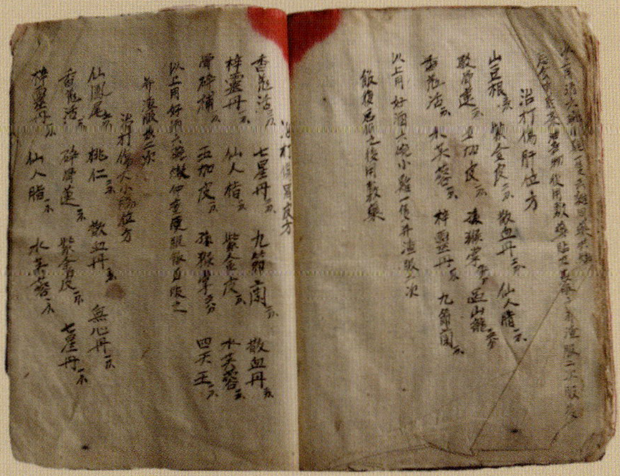

傅柏梁使用过的中医书

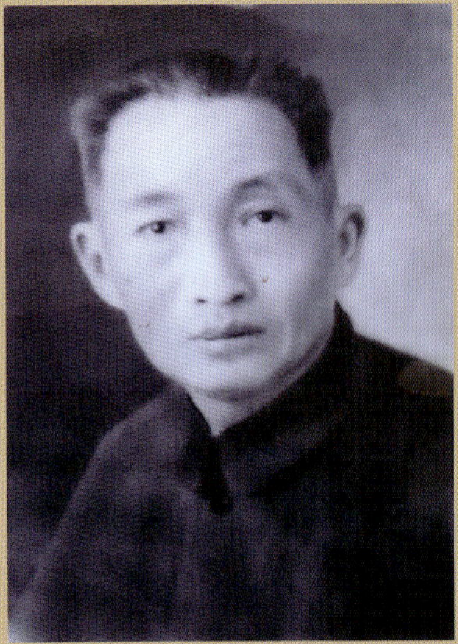

江怀瑾

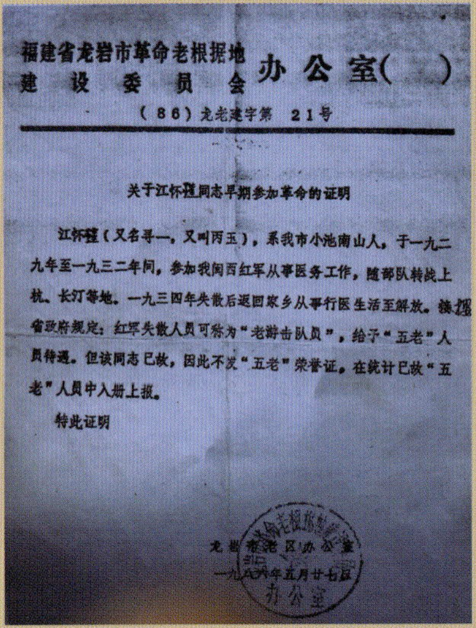

福建省龙岩市革命老根据地建设委员会 办公室（　）

（86）龙老建字第 21号

关于江怀瑾同志早期参加革命的证明

江怀瑾（又名寻一，又叫丙玉），系我市小池南山人，于一九二九年至一九三二年间，参加我闽西红军从事医务工作，随部队转战上杭、长汀等地。一九三四年失散后返回家乡从事行医生活至解放。按照省政府规定：红军失散人员可称为"老游击队员"，给予"五老"人员待遇。但该同志已故，因此不发"五老"荣誉证，在统计已故"五老"人员中入册上报。

特此证明

龙岩市老区办公室

一九八六年五月廿七日

江怀瑾早期参加革命的证明

江怀瑾（1896—1982），又名江寻一、江丙玉，江苏扬州邵伯人。幼时扬州发生水灾，他随灾民流落至上海，后被转卖到福建龙岩小池南山村江家。1922年，赴厦门博爱医院学习西医，毕业后进入漳州宏仁医院当助理医生。1927年回到小池开设“惠仁诊所”。1929年，应邀前往蛟洋红军医院当西医，在蛟洋红军医院历次搬迁中始终跟随任职西医。后任红十二军三十四师卫生队医官，随军转战龙岩、上杭、长汀一带。1932年在四都前线抢救伤病员时负伤离队治疗，伤愈后红军已北上长征，于是回龙岩开设“怀氏诊所”。

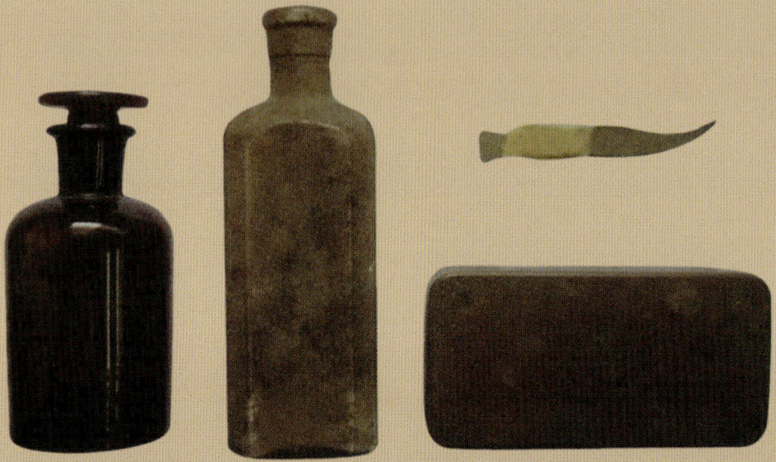

江怀瑾使用过的器械和药瓶

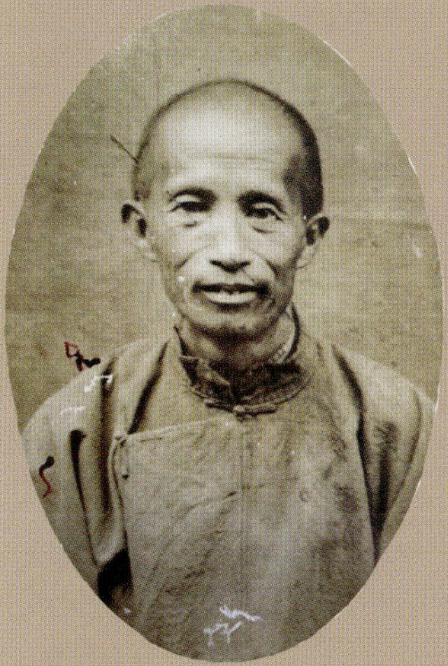

王寿人

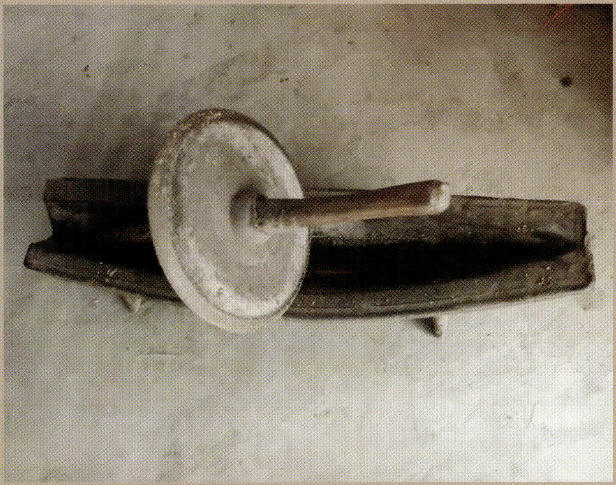

王寿人使用过的药碾子

王寿人（1877—1956），福建上杭古田人。家族世代为医，曾在老宅开药店取名“义方号”，售药兼行医。“义方号”的店名取自药店大门两侧的对联：“义在济人采得满囊皆妙药，方能治病悬壶济世尽回春。”王寿人行医以中医为主，在圩日（农历每月二十）坐堂给群众看病，遇到贫苦民众即不收诊费，群众口碑好。1929年，应邀前往蛟洋红军医院当中医。

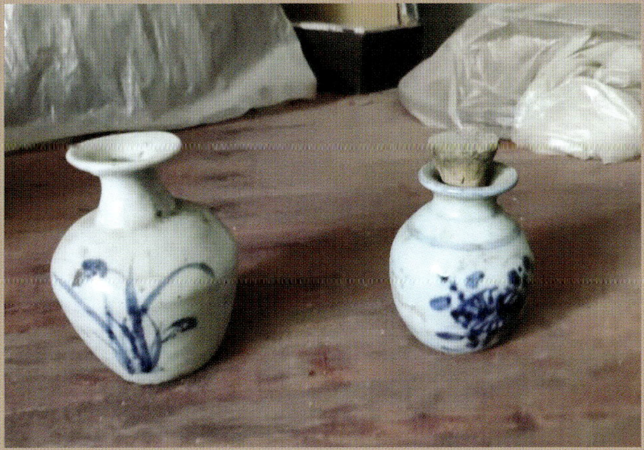

王寿人使用过的药瓶

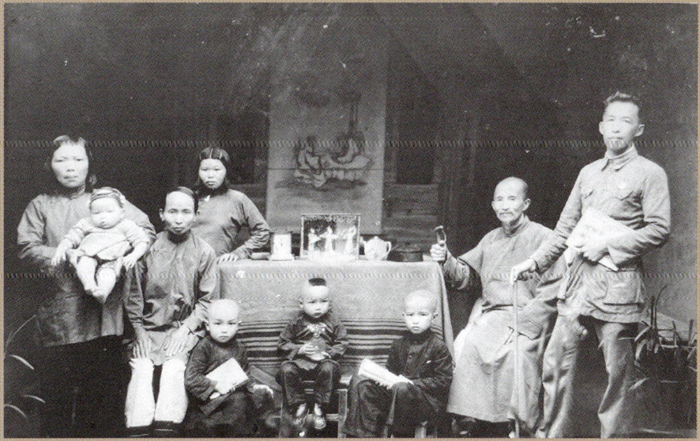

王寿人全家福

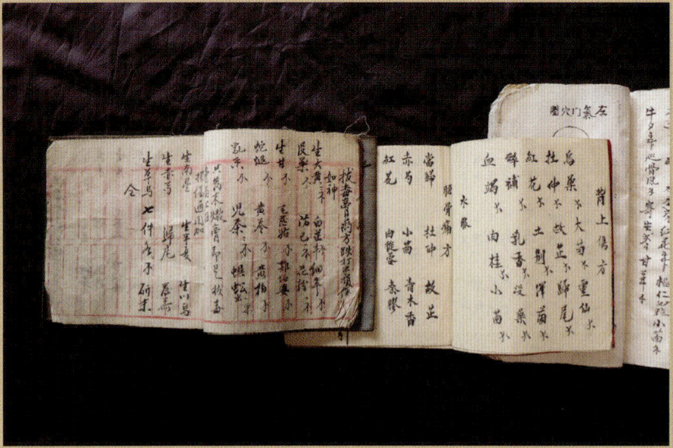

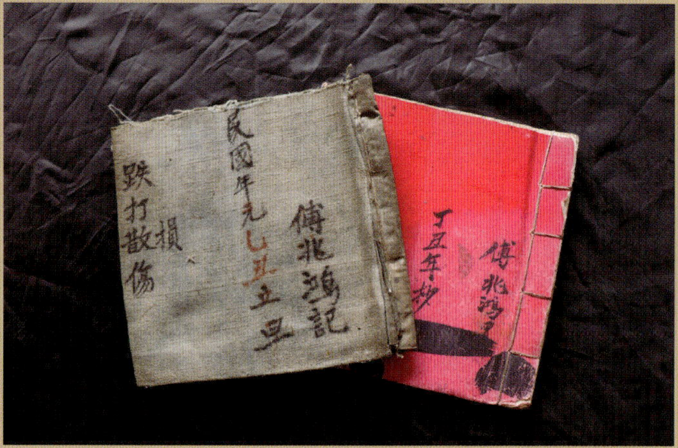

傅兆鸿使用过的伤科医书

傅兆鸿（1882—1956），福建上杭蛟洋人。拳馆拳师，任蛟洋红军医院骨伤科医生。红军主力长征后，继续在蛟洋行医。

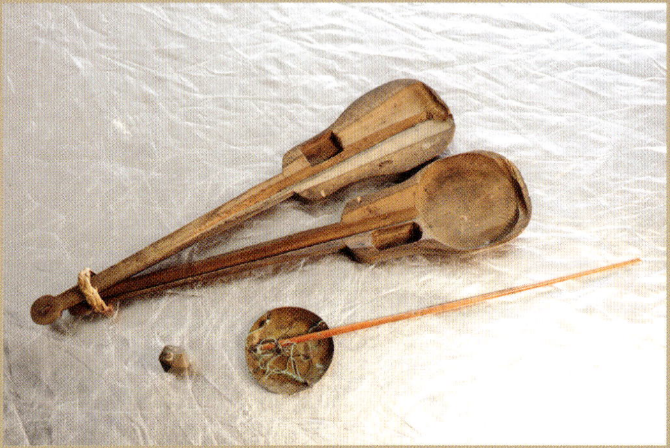

傅兆鸿使用过的称贵细中药的戥子

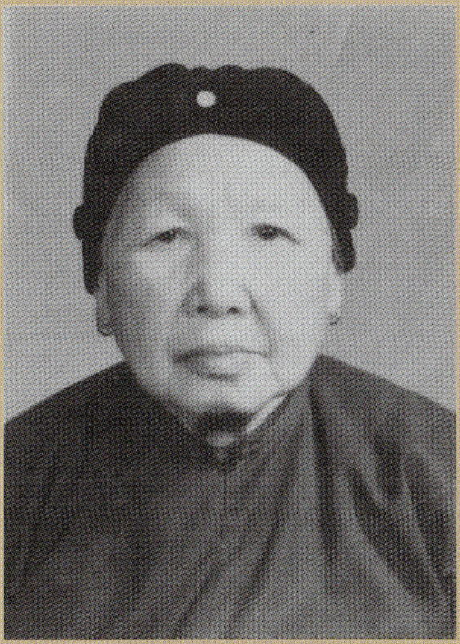

华玉秀

华玉秀（1900—1989），福建上杭蛟洋镇华家村人（后嫁到蛟洋村）。她和队长吴秀秀一起带领蛟洋村青年妇女组建洗衣队并担任副队长，努力做好为蛟洋红军医院伤病员洗衣、缝衣、换衣、熬药、喂药等义务护理工作。

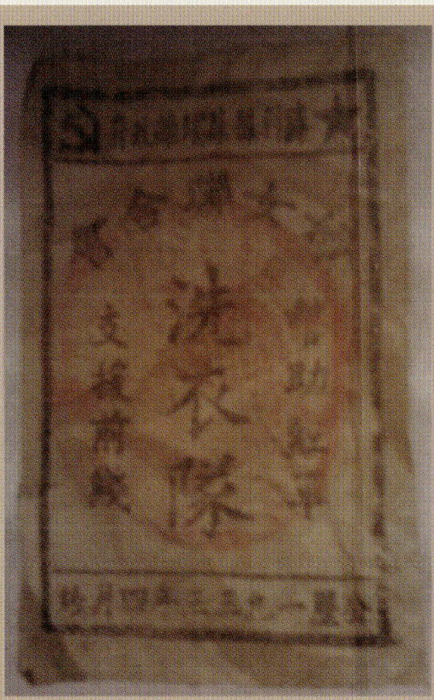

妇女洗衣队臂章

蛟洋群众组织洗衣队、慰问团为红军伤员送医送药。

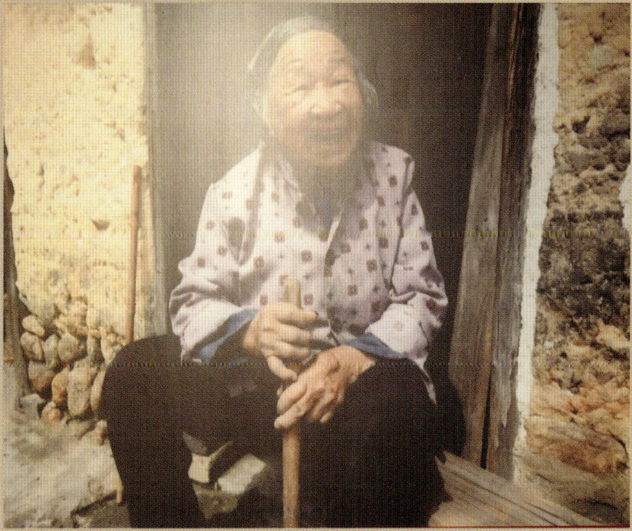

洗衣队成员赖金秀

蛟洋人民慰问伤病员使用过的豆腐格

蛟洋男劳力参加了担架队，妇女们组织了义务洗衣队。蛟洋群众帮助红军医院挑柴送米，给伤员理发、送信、采购物品等；逢节日时，还主动送肉、蛋、米糕慰问伤员。

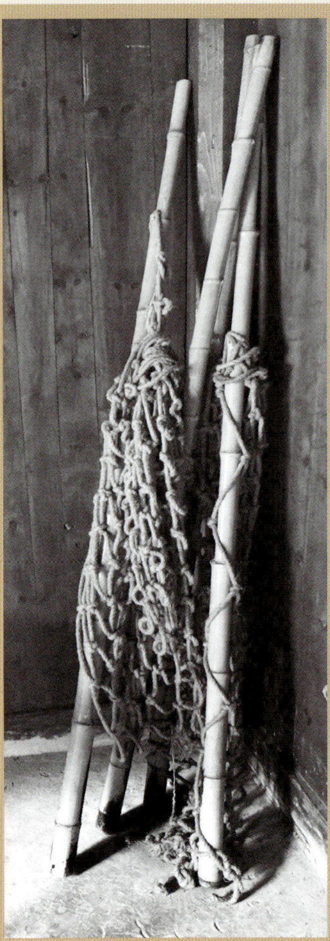

抬伤员的担架

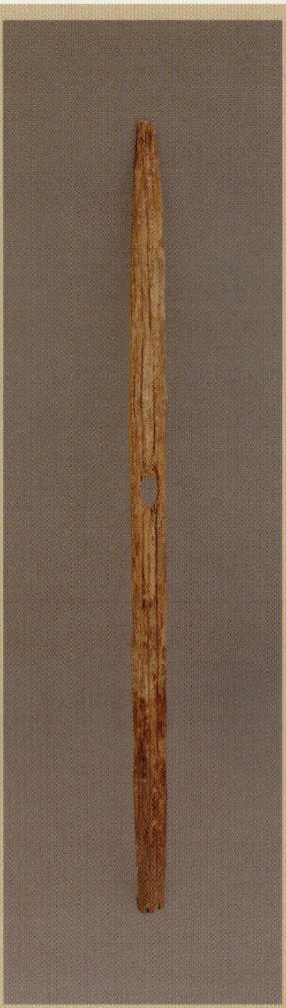

抬伤员的扁担

蛟洋群众用竹篾编织搭架自制成担架，接到抬伤员的命令时，就把自己家里的棉被垫在担架上，出发去抬伤员。

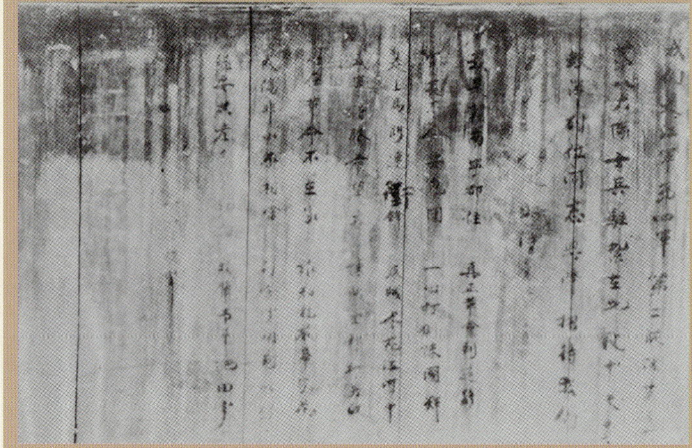

我是赣南宁都住　真正革命到这路
军长下令要包围　一心打倒陈国辉
走上马路连冲锋　反贼尽死江河中
我军得胜希望大　陈贼全部都失败
心在革命不在家　谁知龙岩带了花
我伤非小不相当　副官吩咐到此坊
总要共产到成功　我辈青年把田分
姜立生提笔

姜立生写的墙头诗

一位名叫姜立生的伤病员在蛟洋红军医院住院时提笔作诗纪念：“我们是红军第四军第二纵队第三支队第八大队士兵，驻扎在此数十天，多蒙蛟洋列位同志恩泽，招待我们比兄弟手足更好得多。”

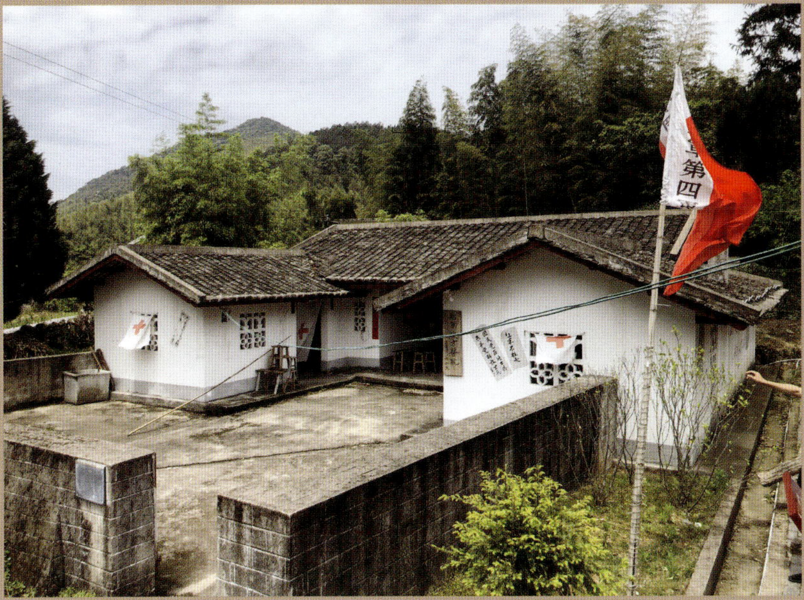

小吴地红军医院旧址[①]

1930 年 1 月初，闽粤赣三省国民党军对闽西革命根据地进行“围剿”。为了保证伤病员的安全，蛟洋红军医院转移到上杭古田小吴地张氏宗祠。

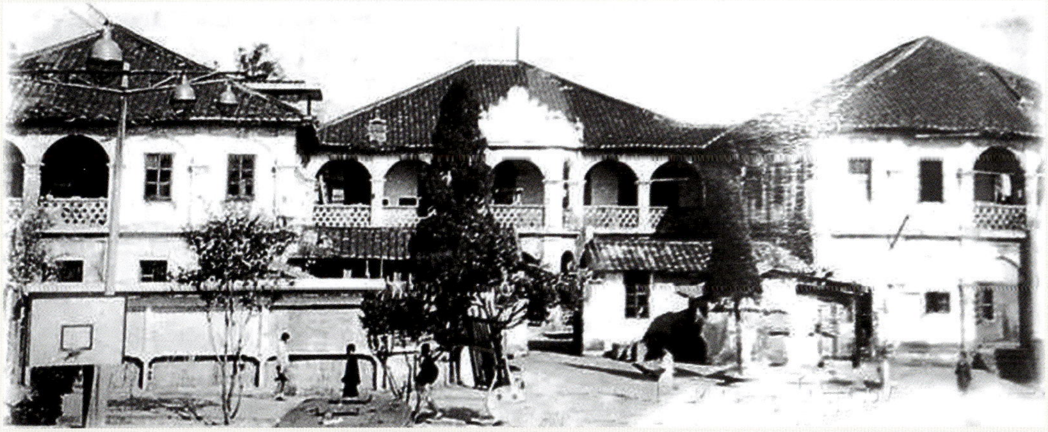

爱华医院

爱华医院是 1919 年美国归正教公会在龙岩创建的。1930 年春，闽西红军收复龙岩，接管爱华医院，红军医院从小吴地迁到爱华医院，以爱华医院为基础组建闽西医院，隶属闽西苏维埃政府和红十二军领导。爱华医院的旧址是现在龙岩市第一医院所在地。

①该图拍摄于 2020 年。

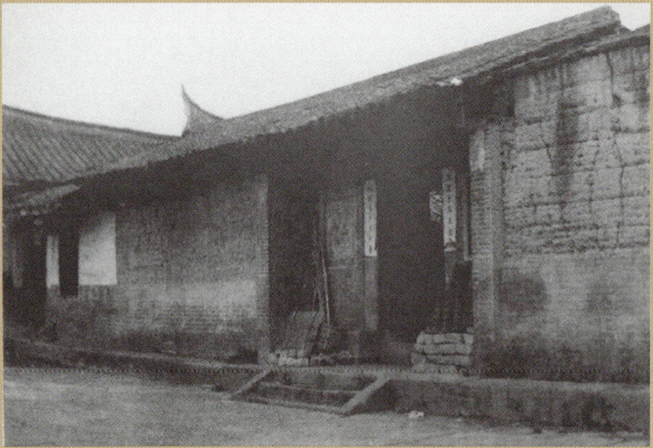

小池红军医院旧址

1930 年底，国民党军四十九师攻占龙岩，红军医院迁往小池，驻禾南厝一基督教堂内，更名为红十二军闽西后方医院。

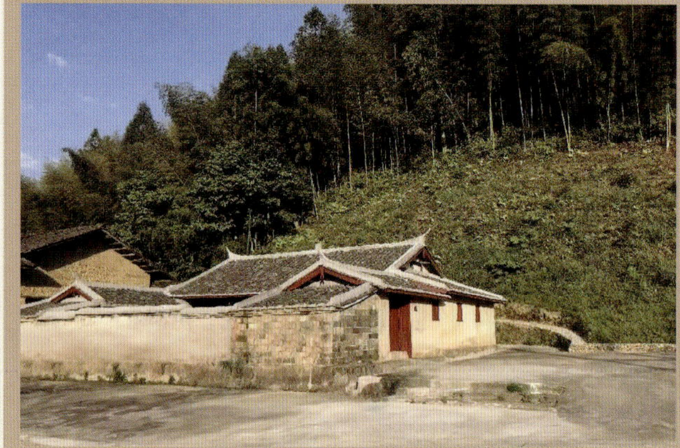

小和坑红军医院旧址①

1931 年 1 月，医院又迁往蛟洋小和坑，驻文昌阁、大塘背等 10 所房子，共有伤病员 300 人左右。

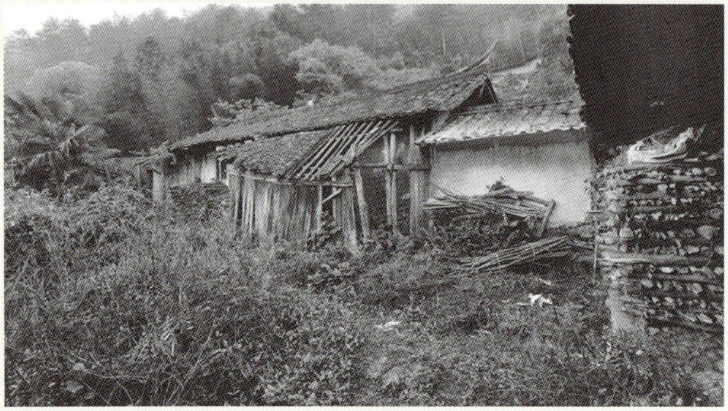

芒园村红军医院旧址

不久，一部分伤病员转移到上杭古田芒园村。

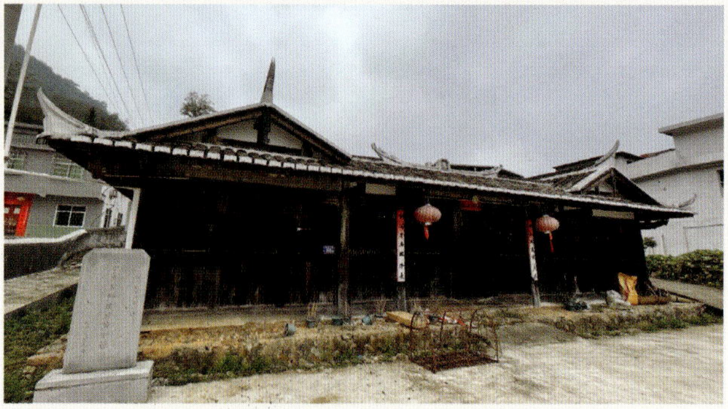

北四区芒园苏维埃政府旧址

①该图拍摄于 2020 年。

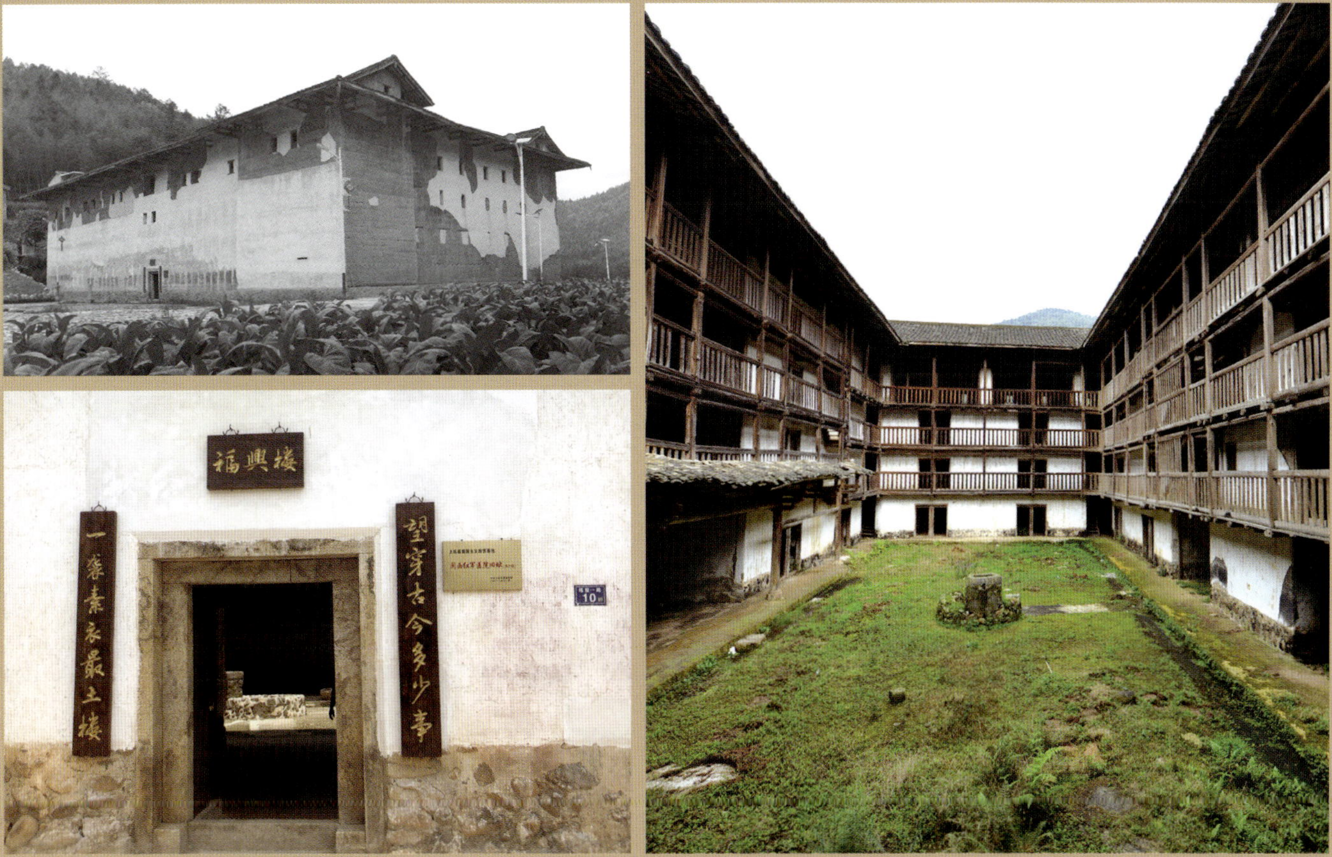

大洋坝红军医院（现溪口镇陈屋村）[①]

1931 年 2 月，在大洋坝福兴楼和陈氏祠堂里设立闽西医院中医部，罗化成任院长。

①左上图拍摄于 20 世纪 90 年代，左下图及右图拍摄于 2020 年。

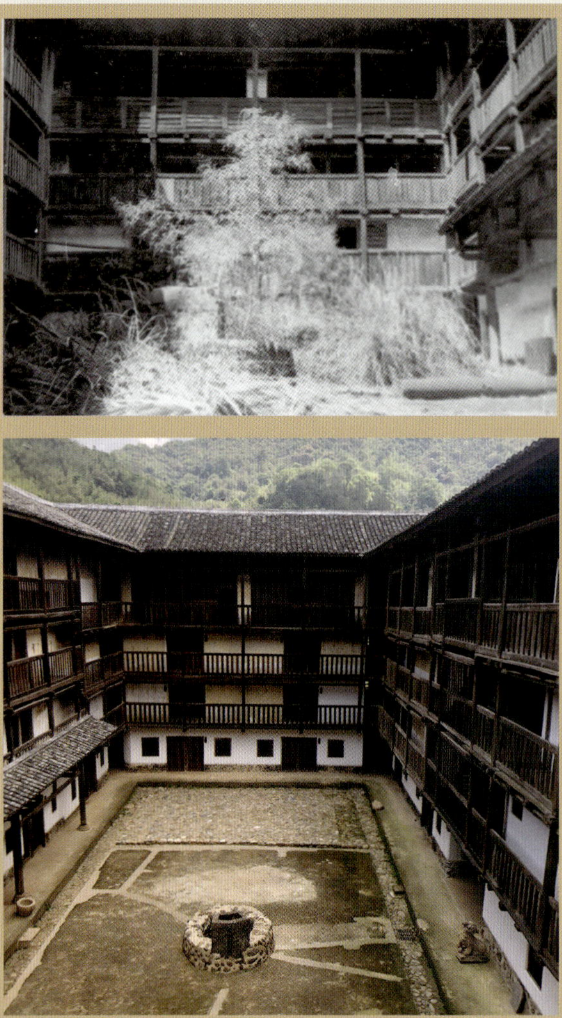

福兴楼今昔对比图[1]

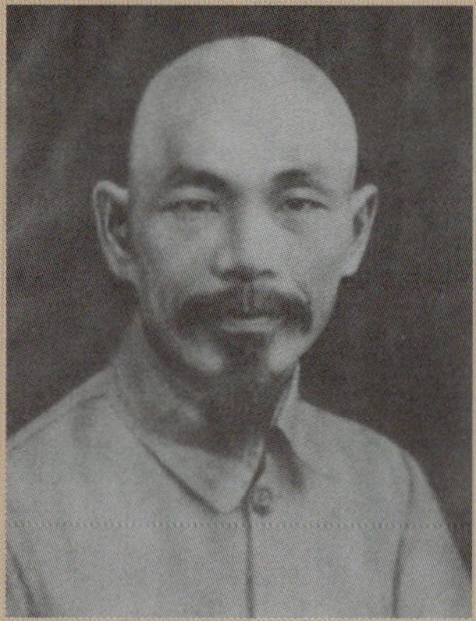

罗化成

罗化成（1895—1940），福建上杭南阳人。1927 年加入中国共产党。1930 年 8 月，在蔡坊与敌作战时负伤，伤愈后调任大洋坝红军医院院长。1932 年，调汀州福音医院当医师。红军主力长征后，在闽赣边区坚持游击战争。1940 年 2 月在大雪中作战时心脏病恶化，不幸殉职。

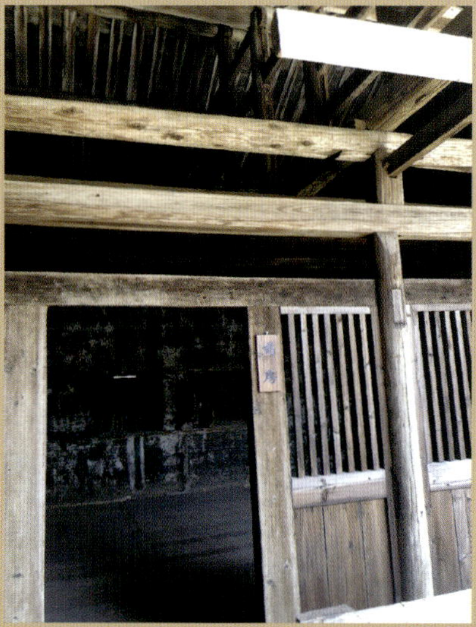

大洋坝红军医院的药房[2]

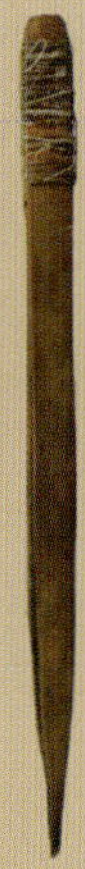

大洋坝红军医院使用过的竹镊子

①上图拍摄于 20 世纪 70 年代，下图拍摄于 20 世纪 90 年代。
②该图拍摄于 2020 年。

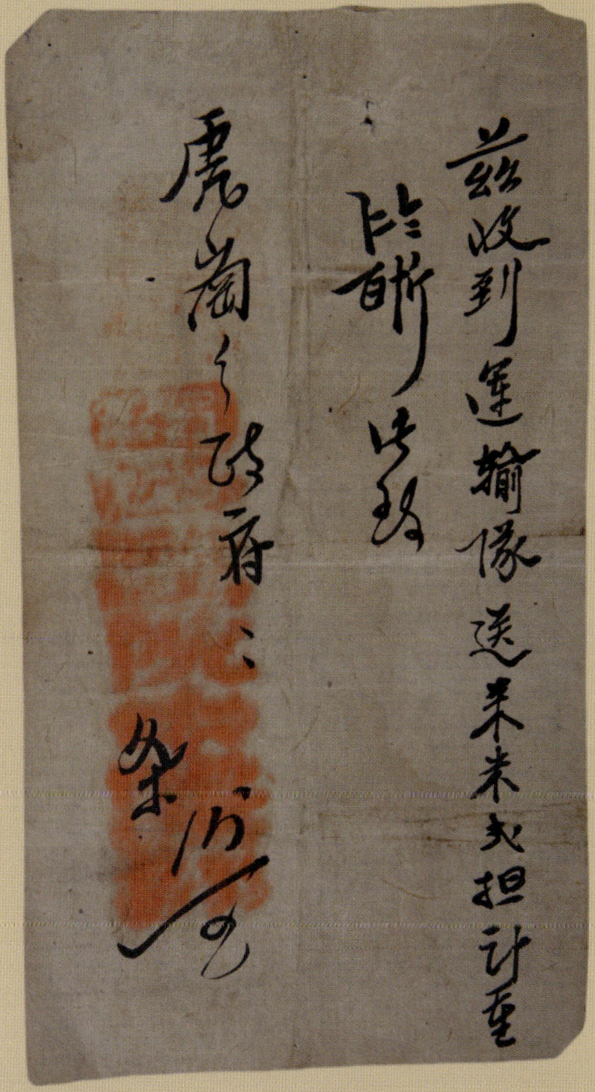

大洋坝红军医院出具给虎岗乡苏维埃政府的交米收条

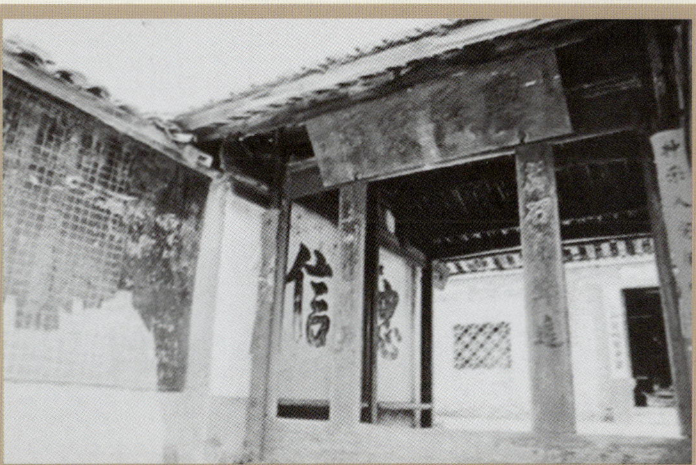

四都红十二军后方医院

1932 年，大洋坝闽西医院中医部迁往长汀四都，和同迁往长汀四都的永定县苏维埃政府后方医院合并，成立四都红十二军后方医院，仍由罗化成担任院长。

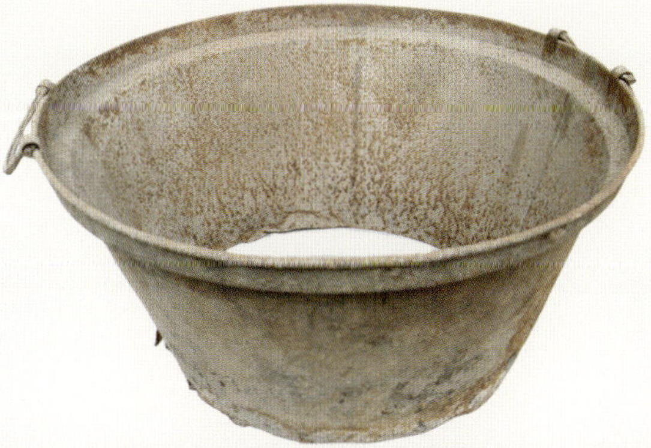

四都红十二军后方医院使用过的铁锅

汀州福音医院

汀州福音医院，原是1904年英国人创办的教会医院“亚盛顿医馆”，占地1800余平方米，设有内科、外科、妇科、急诊科、手术室、检验科等科室，是当时全闽西设备最好、医疗水平最高的综合性医院。自1927年至1933年，该院一直积极收治红军伤病员，并为红军指挥员和首长治病疗养，该院实际上已成为为红军服务的医院。

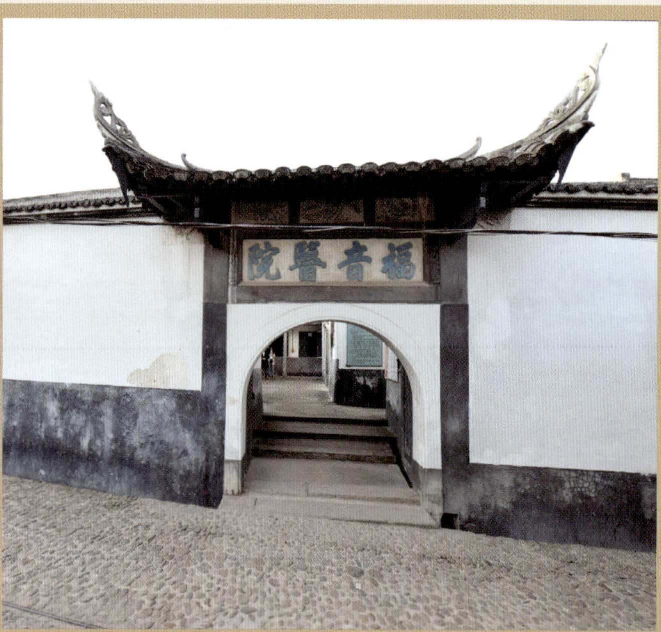

汀州福音医院大门

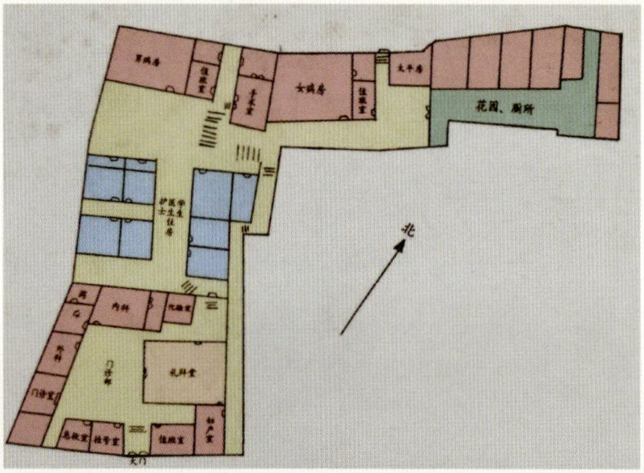

汀州福音医院平面图

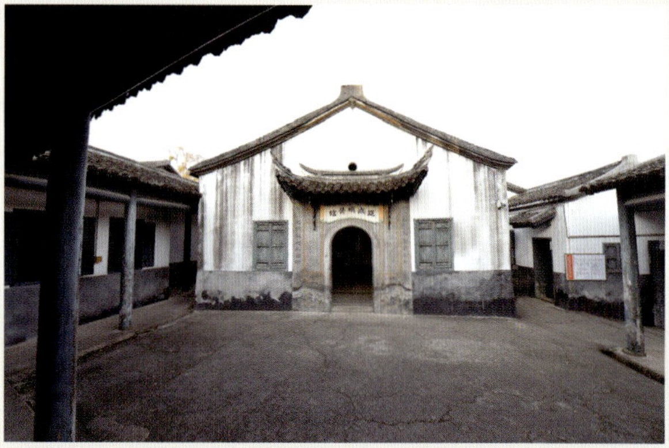

礼拜堂

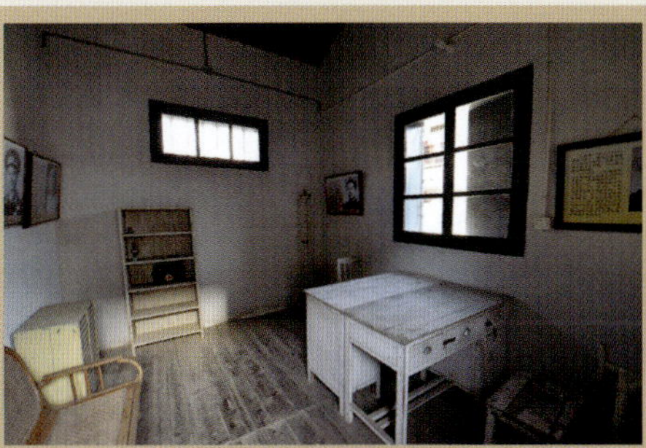
院长办公室

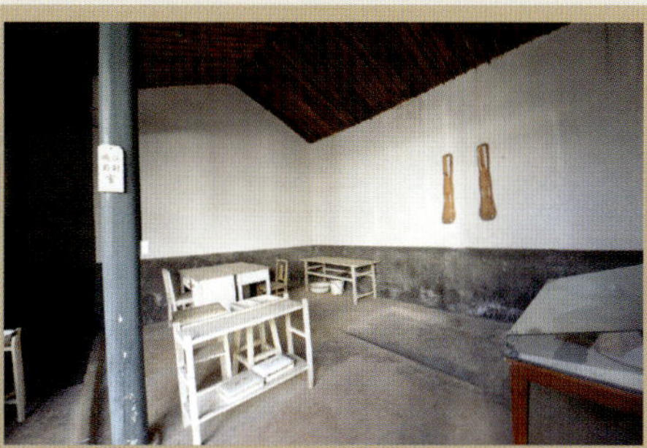
医生办公室（兼换药注射室）

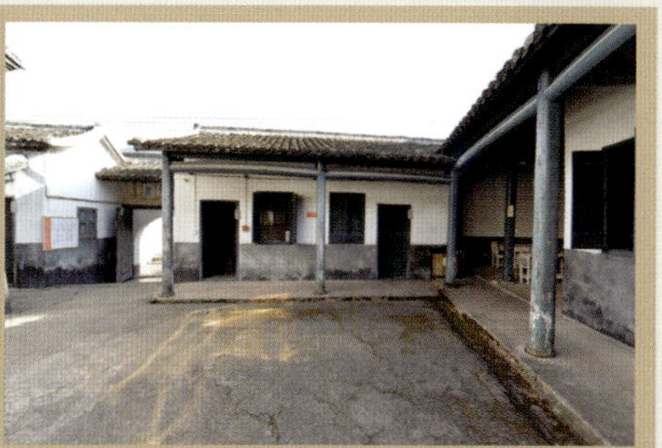
外科

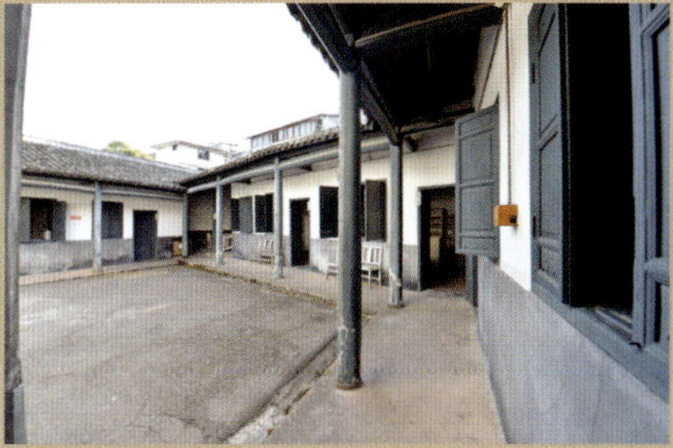
内科

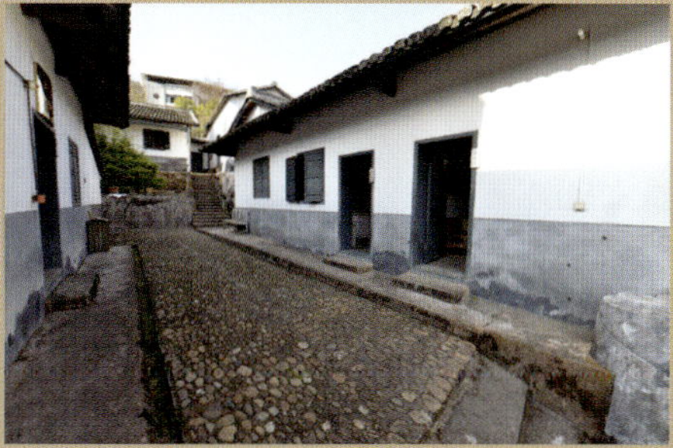
护士、医生、学生住房

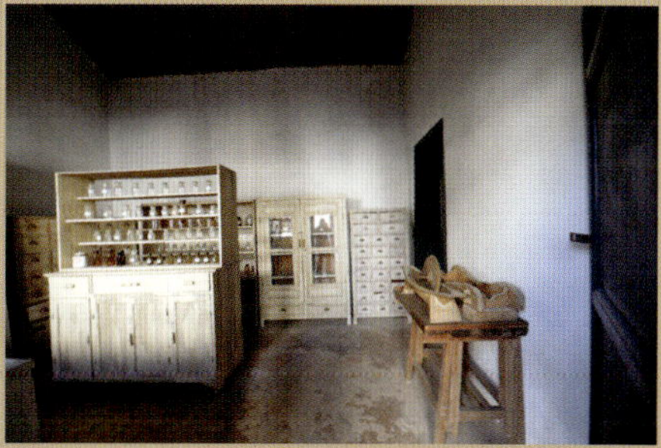
化验室

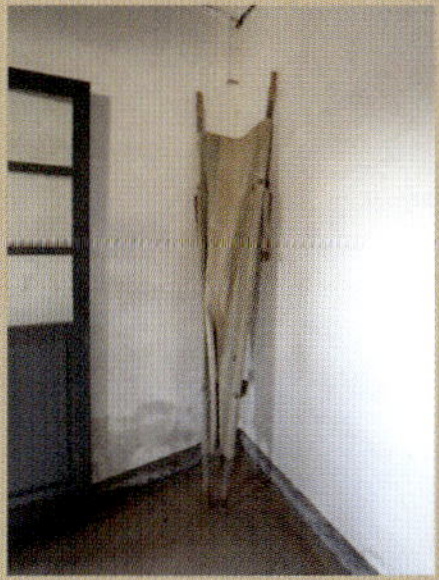
担架

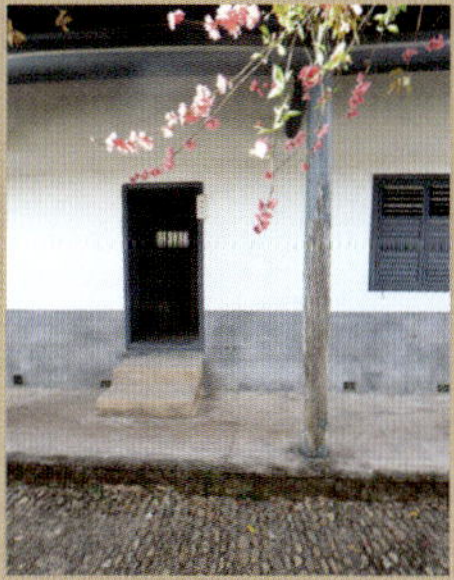
女病房

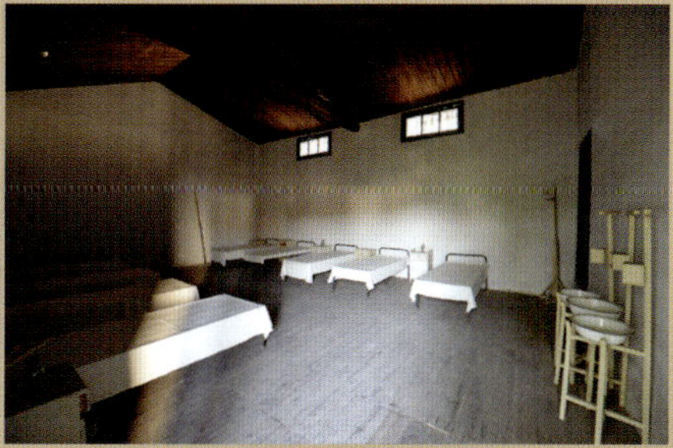
男病房

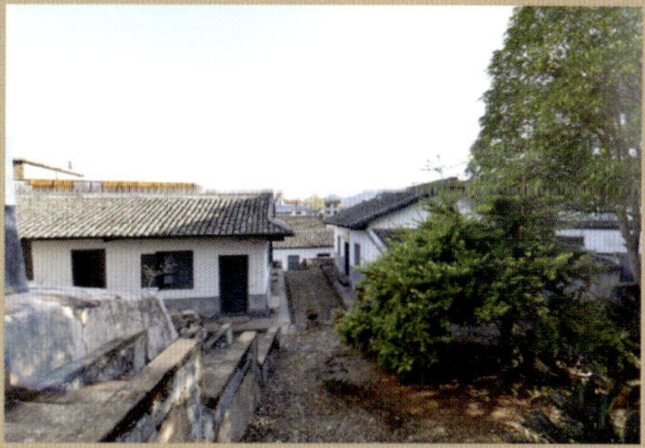
整洁的生活区

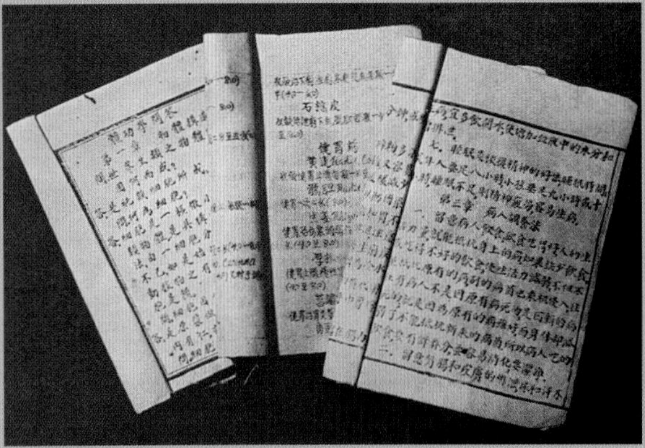

汀州福音医院培养医务人员使用过的课本

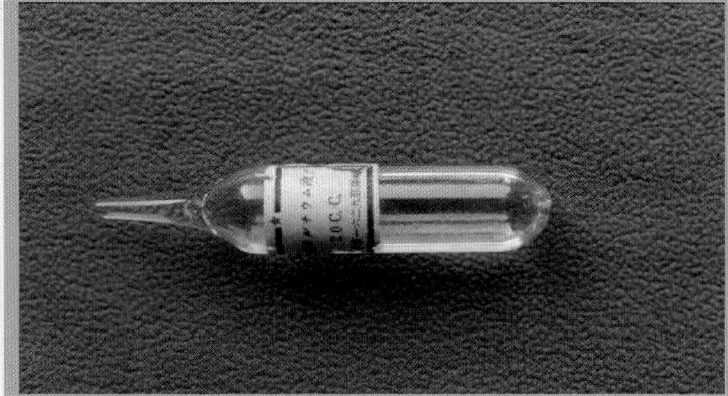

汀州福音医院进口的药水针剂

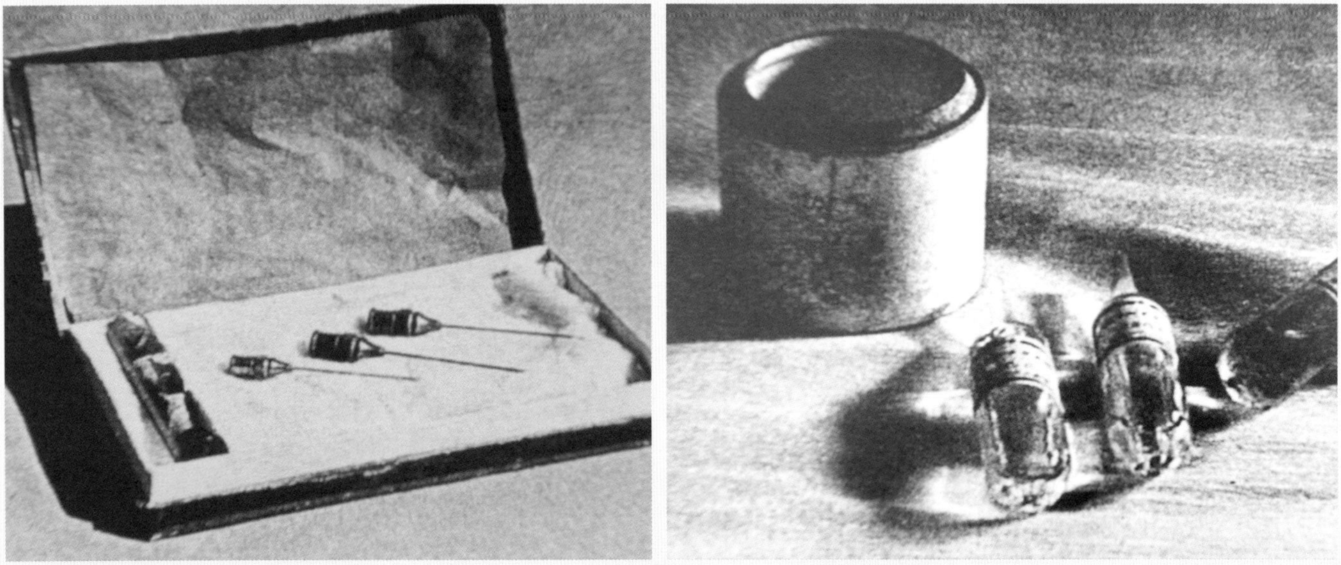

汀州福音医院使用过的医疗器械

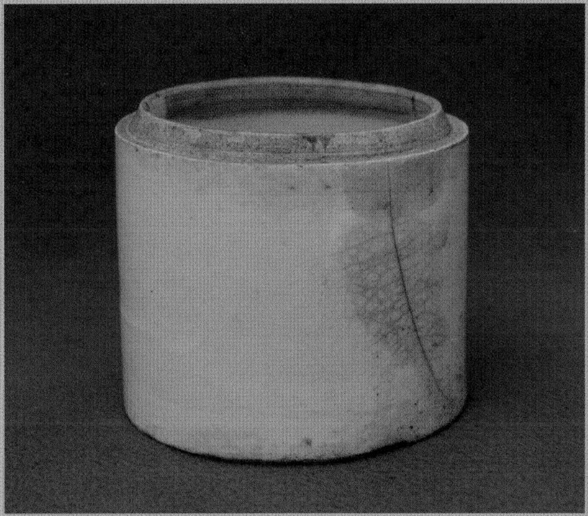
汀州福音医院使用过的瓷药罐

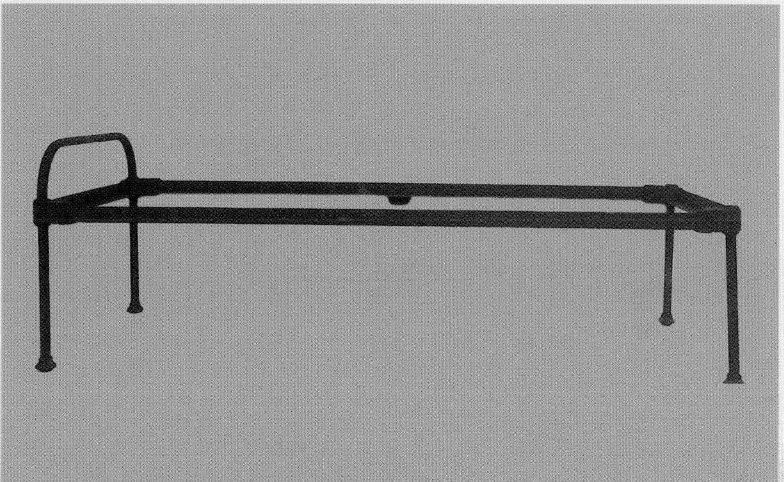
汀州福音医院使用过的铁病床

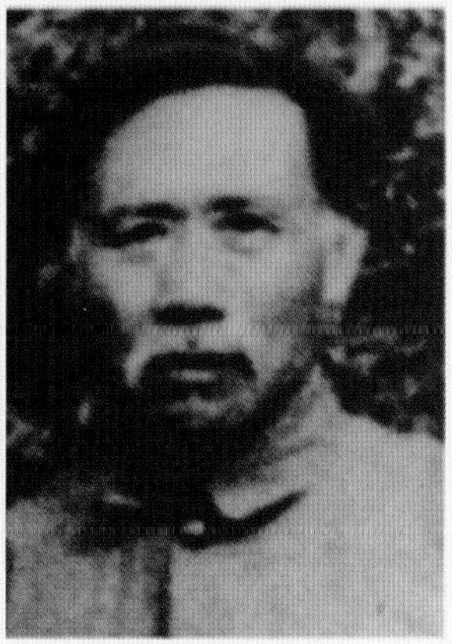
徐特立副部长

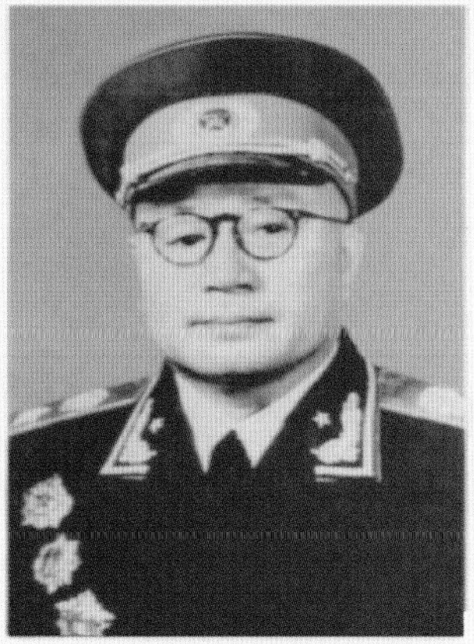
刘伯承元帅

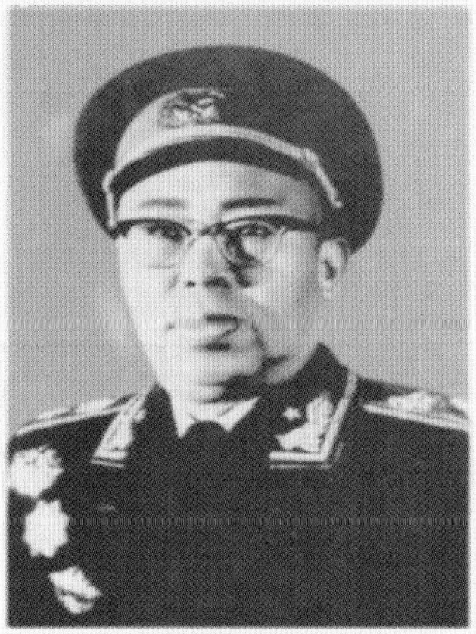
罗荣桓元帅

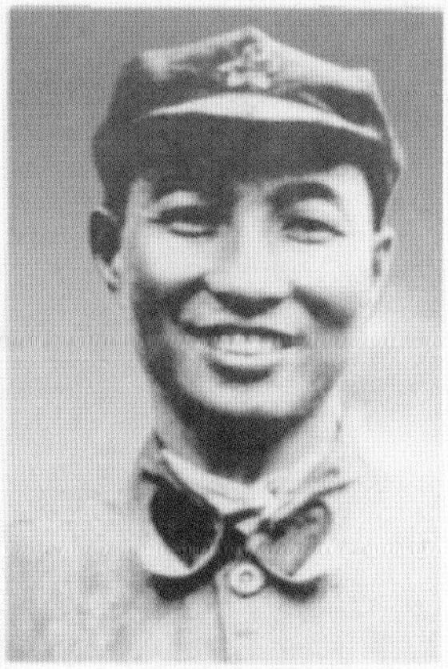
陈赓大将

在汀州福音医院接受过治疗的领导人

中央临时政府教育部副部长徐特立、刘伯承元帅、罗荣桓元帅和陈赓大将曾在汀州福音医院治病。

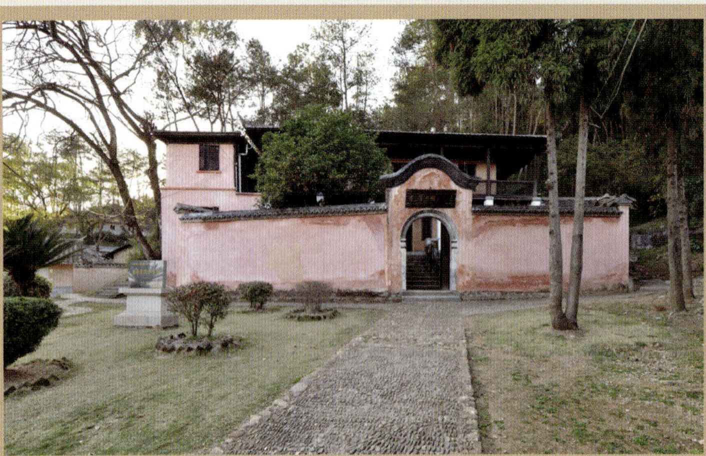

汀州福音医院休养所

1932年10月至1933年初，毛泽东因病来到长汀治疗休养，住在汀州福音医院休养所。治病期间，毛泽东在长汀进行大量调查研究，撰写了《关心群众生活，注意工作方法》。

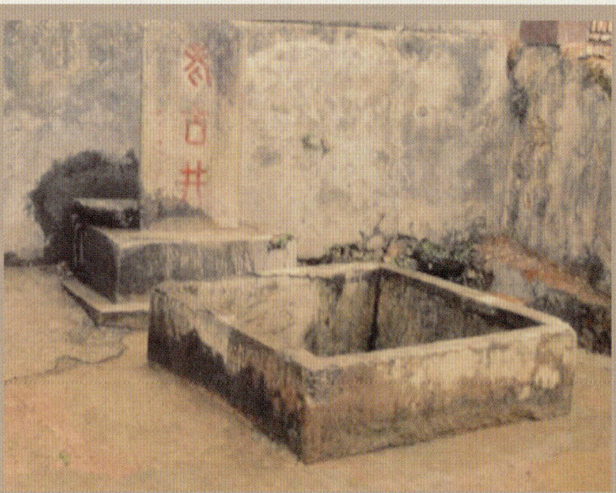

老古井

毛泽东在汀州福音医院治病期间，经常到住所旁的老古井洗漱、洗衣服，和群众打成一片；并带领警卫战士清洗老古井中的淤泥。

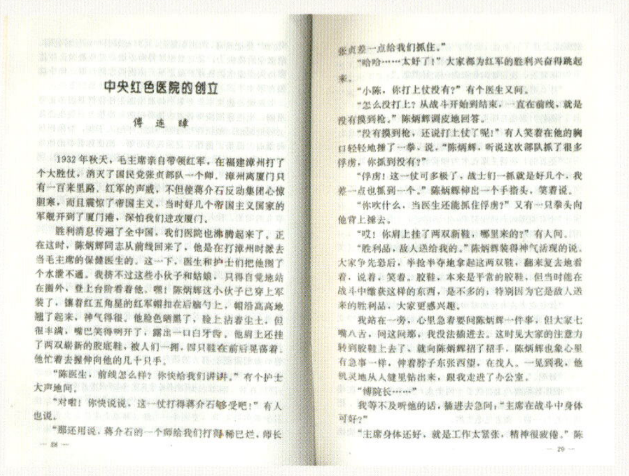

中央红色医院的创立

傅连暲

1932年秋天，毛主席亲自带领红军，在福建漳州打了个大胜仗，消灭了国民党张贞部队一个师。漳州离厦门只有一百来里路。红军的声威，不但使蒋介石反动集团心惊胆寒，而且震惊了帝国主义，当时好几个帝国主义国家的军舰开到了厦门港，深怕我们进攻厦门。

胜利消息传遍了全中国，我们医院也沸腾起来了。正在这时，陈炳辉同志从前线回来了，他是在打漳州时派去当毛主席的保健医生的。这一下，医生和护士们把他围了个水泄不通。我挤不过这些小伙子和姑娘，只得自觉地站在圈外，登上台阶看着他。嘿！陈炳辉这小伙子已穿上军装了，镶着红五角星的红军帽扣在后脑勺上，帽沿高高地翘了起来，神气得很。他脸色晒黑了，脸上沾着尘土，但很丰满，嘴巴笑得咧开了，露出一口白牙齿，他肩上还挂了两双崭新的胶底鞋，被人们一拥，四只鞋在前后晃荡着。他忙着去握伸向他的几十只手。

"陈医生，前线怎么样？你快给我们讲讲。"有个护士大声地问。

"对啦！你快说说，这一仗打得蒋介石够受吧！"有人也说。

"那还用说，蒋介石的一个师给我们打得稀巴烂，师长

— 28 —

张贞差一点给我们抓住。"

"哈哈……太好了！"大家都为红军的胜利兴奋得跳起来。

"小陈，你打上仗没有？"有个医生又问。

"怎么没打上？从战斗开始到结束，一直在前线，就是没有摸到枪。"陈炳辉调皮地回答。

"没有摸到枪，还说打上仗了呢！"有人笑着在他的胸口轻轻地捶了一拳，说，"陈炳辉，听说这次部队抓了很多俘虏，你抓到没有？"

"俘虏！这一仗可多极了，战士们一抓就是好几个，我差一点也抓到一个。"陈炳辉伸出一个手指头，笑着说。

"你吹什么，当医生还能抓住俘虏？"又有一只拳头向他背上捶去。

"哎！你肩上挂了两双新鞋，哪里来的？"有人问。

"胜利品，敌人送给我的。"陈炳辉装得神气活现的说。大家争先恐后，半抢半夺地拿起这两双鞋，翻来复去地看看，说着，笑着。胶鞋，本来是平常的胶鞋，但当时能在战斗中缴获这样的东西，是不多的；特别因为它是敌人送来的胜利品，大家更感兴趣。

我站在一旁，心里急着要问陈炳辉一件事，但大家七嘴八舌，问这问那，我没法插进去。这时见大家的注意力转到胶鞋上去了，就向陈炳辉招了招手。陈炳辉也象心里有急事一样，伸着脖子东张西望，在找人。一见到我，他机灵地从人缝里钻出来，跟我走进了办公室。

"傅院长……"

我等不及听他的话，插进去急问："主席在战斗中身体可好？"

"主席身体还好，就是工作太紧张，精神很疲倦。"陈

— 29 —

傅连暲的回忆文章《中央红色医院的创立》

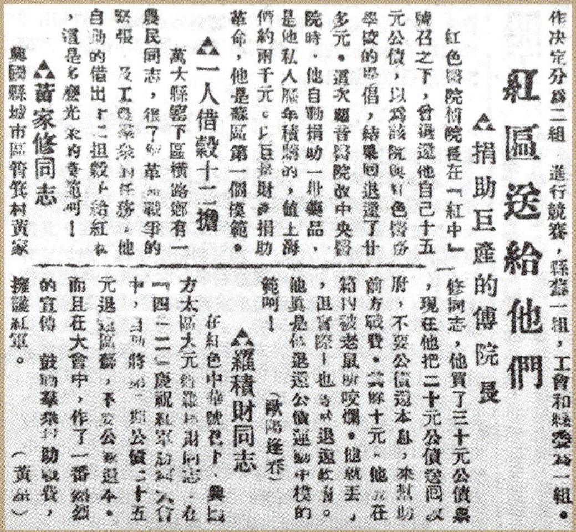

作決定分爲二組，進行競賽，縣蘇一組，工會和縣委爲一組。

紅區送給他們

△捐助巨產的傅院長

紅色醫院傅院長在「紅中」號召之下，曾退還他自己十五元公債，以爲該院與紅色醫務學校的提倡，結果回退還了廿多元。這次福音醫院改中央醫院時，他自動捐助一批藥品，是他私人歷年積聚的，值上海價約兩千元。以巨量財產捐助革命，他是蘇區第一個模範。

△一人借穀十二擔

萬太縣下區横路鄉有一農民同志，很了解革命戰爭的緊張，及工農羣衆的任務，他自動的借出十二担穀子給紅軍，這是多麼光榮的模範呵！

△黃家修同志

興國縣城市區肖貸村黃家修同志，他買了三十元公債，現在他把二十元公債送回政府，不要公債還本息，來幫助前方戰費。實際十元，他放在箱內被老鼠所咬爛，他就丟了，但實際上也等於退還政府。他真是在退還公債運動中模範的模範呵！

（歐陽逢春）

△羅積財同志

在紅色中華號召下，興國方太區大元鄉羅積財同志，在「四一二」慶祝紅軍勝利大會中，自動將第一期公債二十五元退還區蘇，不要公家還本。而且在大會中，作了一番熱烈的宣傳，鼓動羣衆幫助戰費，擁護紅軍。

（黃岳）

《红色中华》报道

傅连暲将一批价值2000余元的药品和财产捐献给革命。《红色中华》称赞"他是苏区第一个模范"。

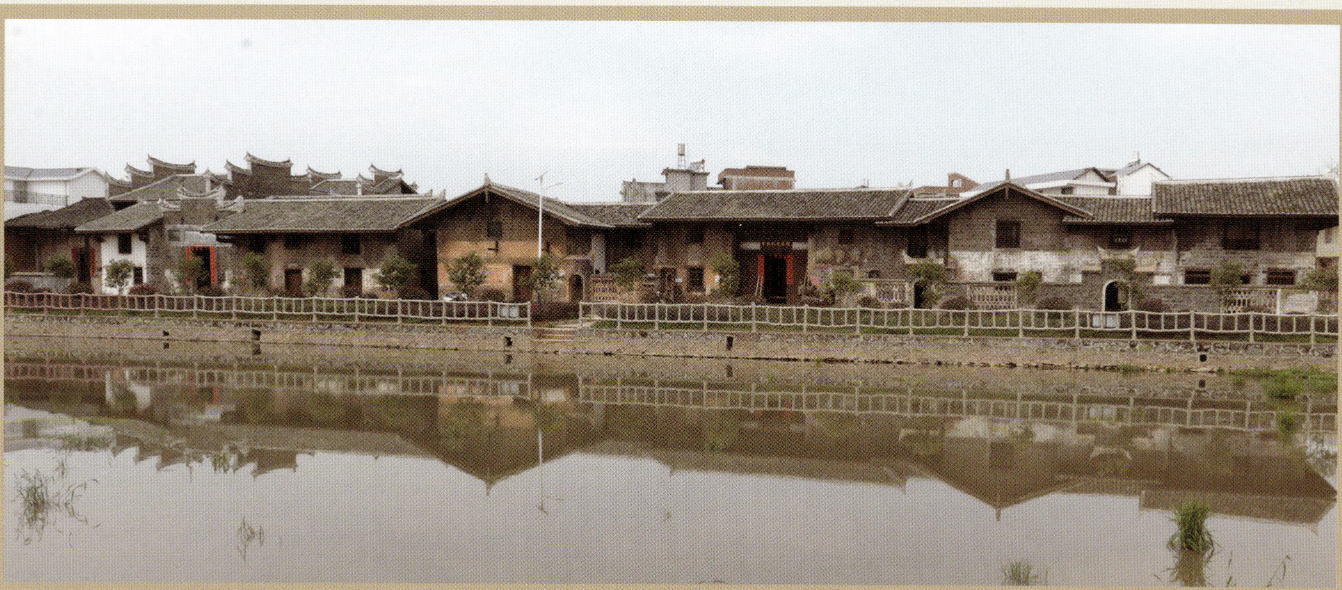

瑞金杨岗下中央红色医院

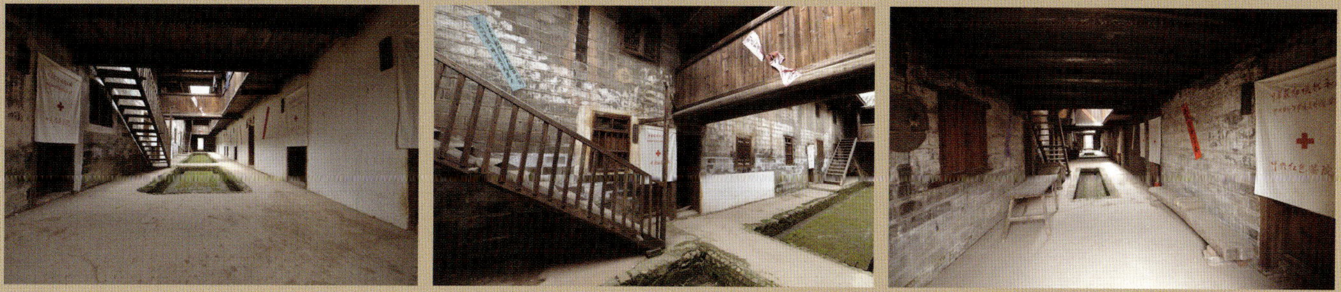

宽敞的病房

中央红色医院

1933年，国民党军队“围剿”闽西苏区，中华苏维埃共和国临时中央政府决定将汀州福音医院迁往江西瑞金，并以此为基础创建了中央红色医院，傅连暲任院长。中央红色医院分西医科、中医科，设门诊、住院两部。1933年秋，为推进苏区红色医疗教育事业的发展，中央红色医院改为中国工农红军卫生学校附属医院。

福建军区后方医院

1932 年 2 月，福建军区成立，军区卫生部在长汀蔡坊成立了福建军区后方医院，下设长汀濯田水头、上杭南阳黄腊坑、宁化禾口 3 个分院。1933 年底，设在蔡坊的总院改为中国工农红军第三预备医院，迁往宁化；3 个分院合编为 1 个医院，迁往长汀四都。1934 年底，中央红军开始长征，将重伤病员寄住在群众家，派护士护理。

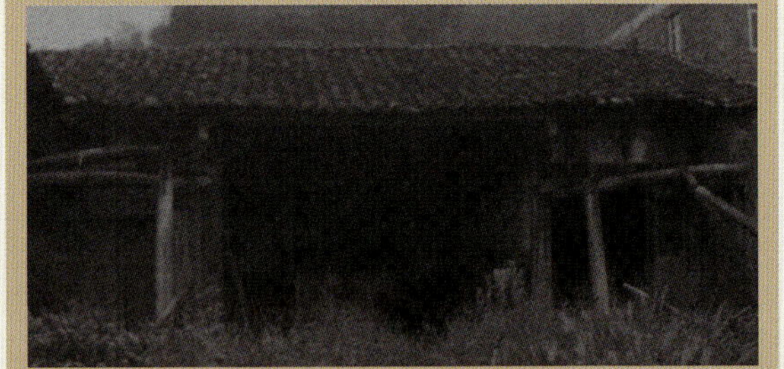

福建军区后方医院重伤所

福建军区后方医院根据伤病员的病情分为病兵所、轻伤所、重伤所和花疥所（即传染病所，设在长汀河田）。总医院下设残疾院、临时医院、制药厂、看护训练队和 3 个分院。

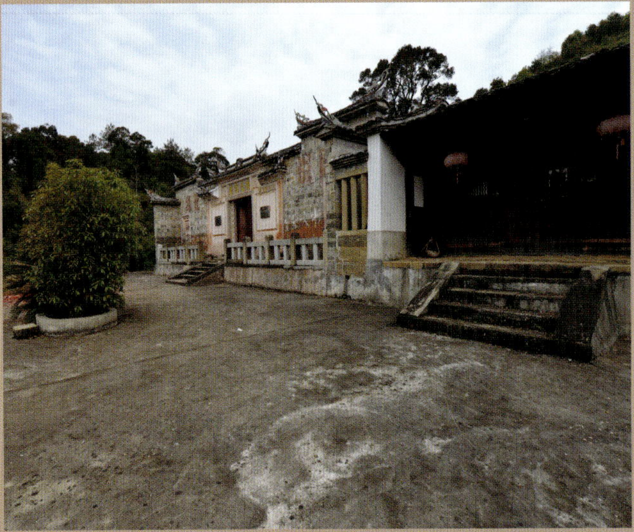

濯田水头赖氏宗祠红军医院

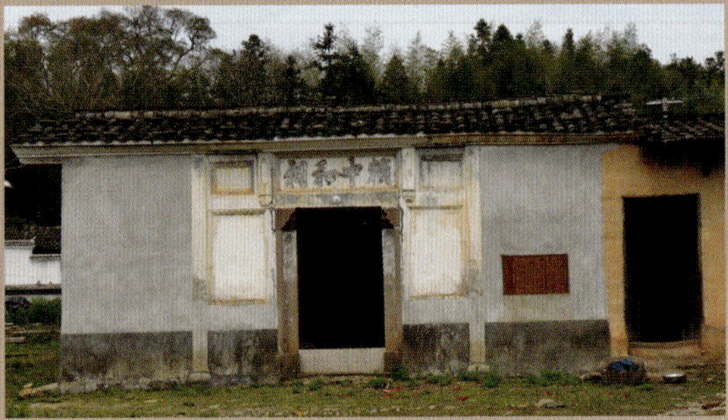

濯田水头赖中和祠医生住房

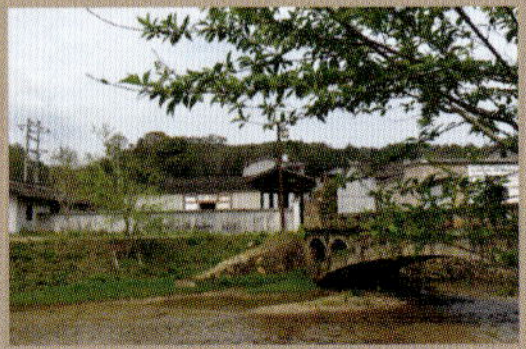

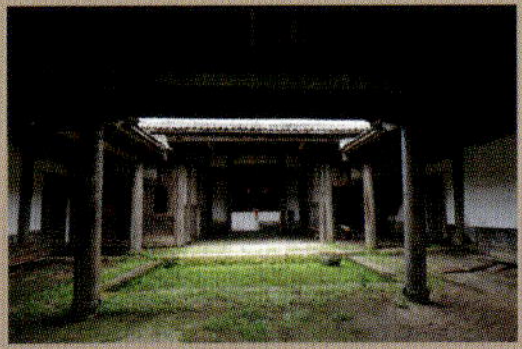

濯田水头粹然公祠伤病员住房

福建军区后方医院长汀濯田水头分院旧址

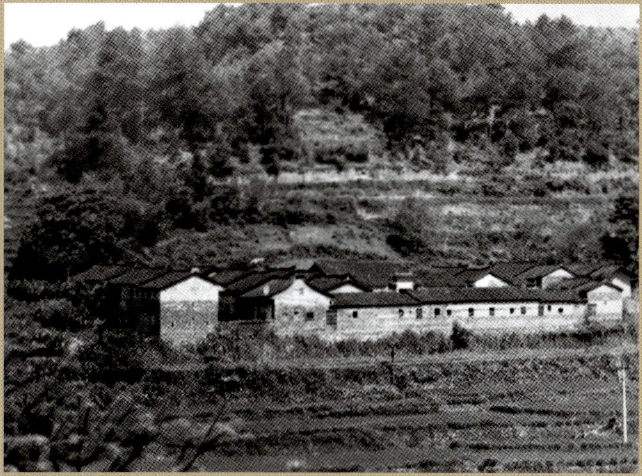

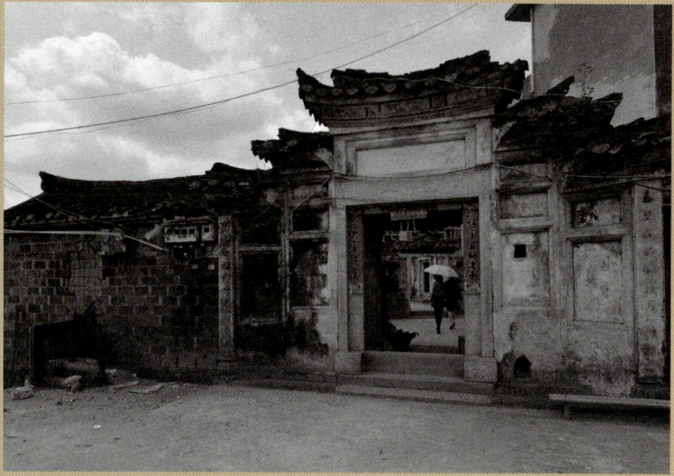

福建军区后方医院上杭南阳黄腊坑分院旧址①

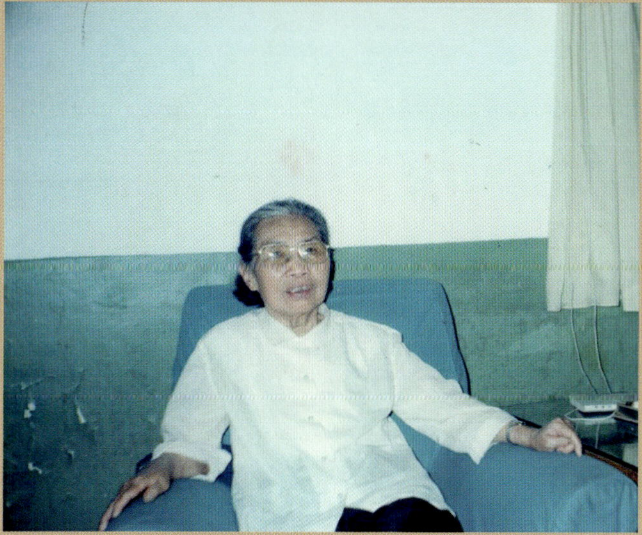

张昭娣

张昭娣（1916—1998），福建上杭溪口人。1932年春，才溪后方临时中医院迁到上杭南阳黄腊坑，改为福建军区后方医院第二分院，张昭娣任院长。1933年加入中国共产党。红军主力长征后，留在中央苏区坚持游击战争。抗日战争时期和解放战争时期，历任中共永定、平和、南靖县委妇女部部长、闽粤赣边区党委委员兼区党委妇女筹备会主任、中共上杭县委书记兼上杭县县长等职。中华人民共和国成立后，历任福建省妇联党组书记兼副主任、福建省检察院副检察长、党组成员。

①该图拍摄于20世纪80年代。

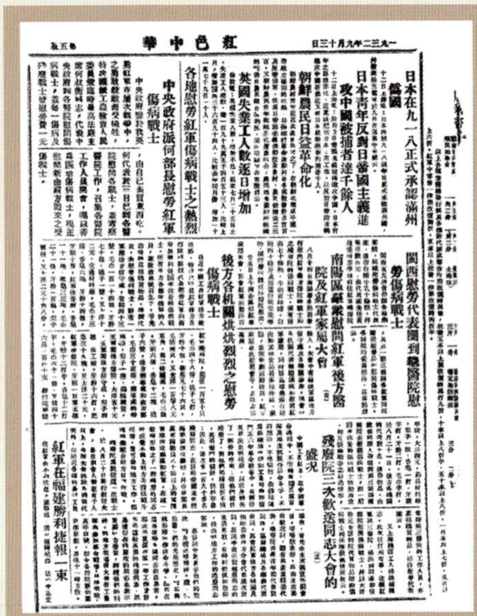
紅色中華

《红色中华》报道

1932年9月13日，《红色中华》报道《南阳区群众慰劳红军后方医院及红军家属大会》。

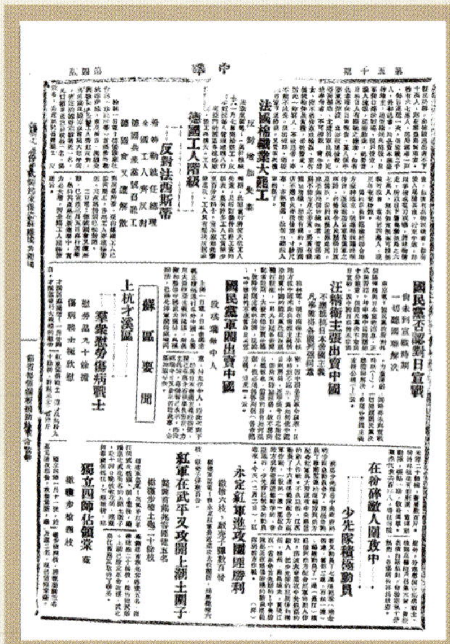
紅色中華

《红色中华》报道

1933年2月7日，《红色中华》报道《上杭才溪区群众慰劳伤病战士》。

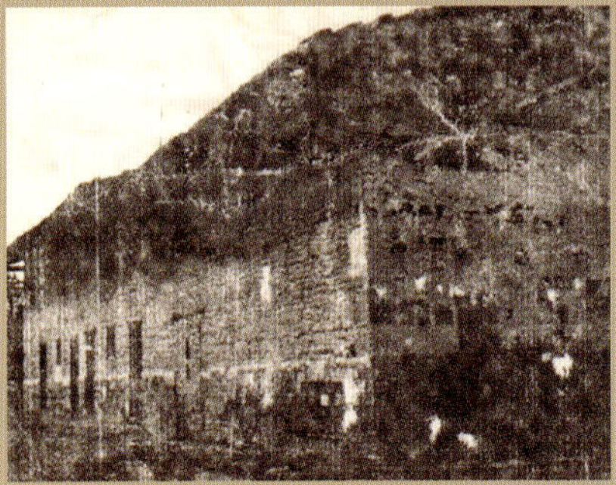

福建军区后方医院宁化禾口分院旧址

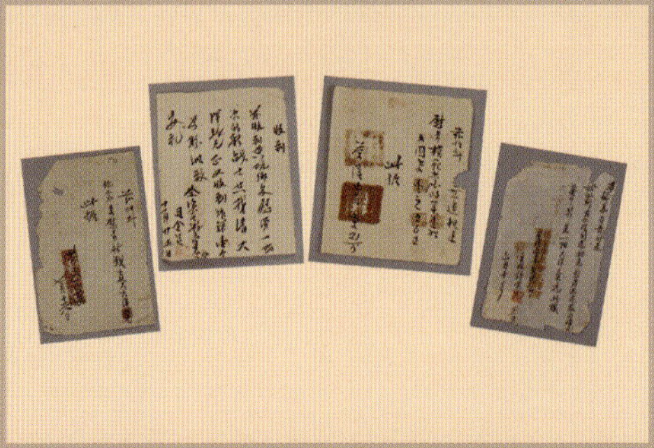

南阳茶溪区苏维埃政府收到黄坑乡苏维埃政府交来的慰劳医院和慰劳独立营大洋的收条

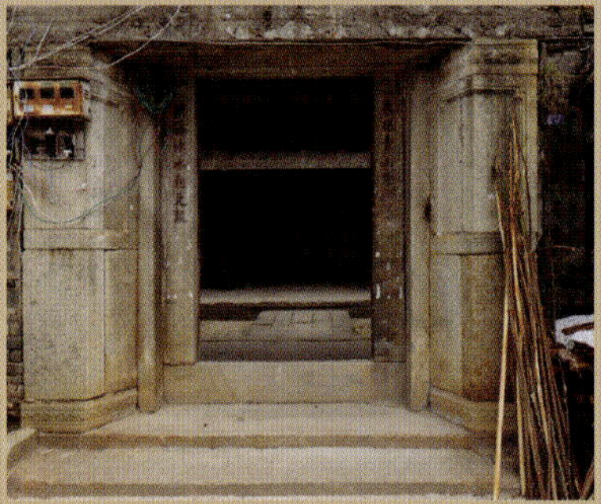

残废军人疗养院

1932年，上杭茶溪锡祥公祠设残废军人疗养院，有近百名残废军人在此疗养。

宁化红军医院

苏区时期，红军在福建宁化成立了多个后方医院。红军第四后方医院（简称为“红军第四医院”）设于禾口陈塘湾（现石壁镇陈塘村）；红军第五后方医院设于石碧乡（现石壁镇石碧村）；红军第十后方医院初设于淮土镇，后迁至江西石城秋溪；红三军团后方医院先后设于宁化陈塘湾、方田沙罗坝等地，1934 年 10 月与主力部队一同出发长征。

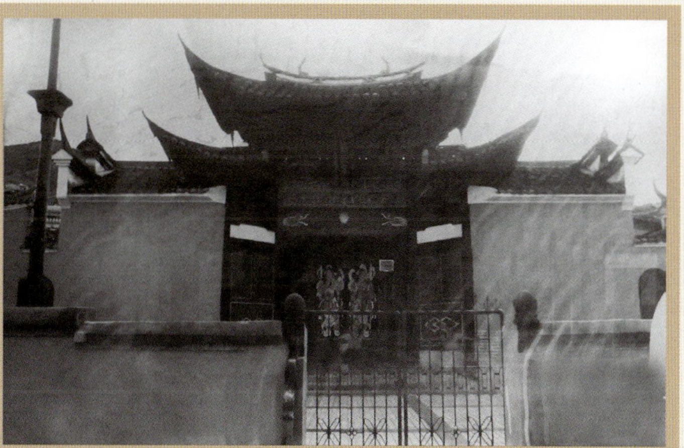

红军独立第七师野战医院旧址——宁化石壁镇石碧村张氏宗祠

1932 年 8 月，在宁化县城正式成立红军独立第七师，随后在石壁镇石碧村张氏宗祠设立红军独立第七师野战医院。

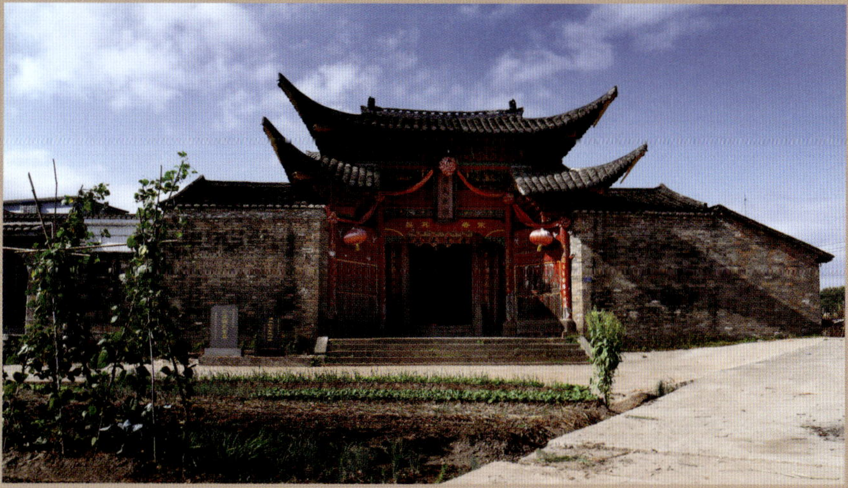

红十二军军部医院旧址——宁化城关薛家坊谢氏宗祠

1931 年 6 月，红十二军军部设宁化城关薛家坊，军部医院设谢氏宗祠。

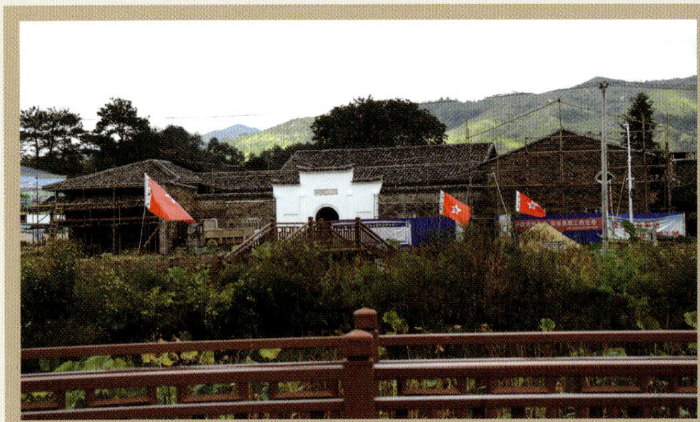

陈塘红军第四后方医院

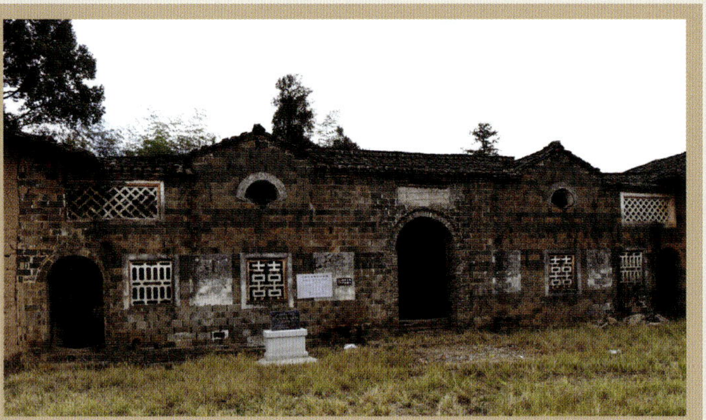

陈塘红军第四后方医院后勤部

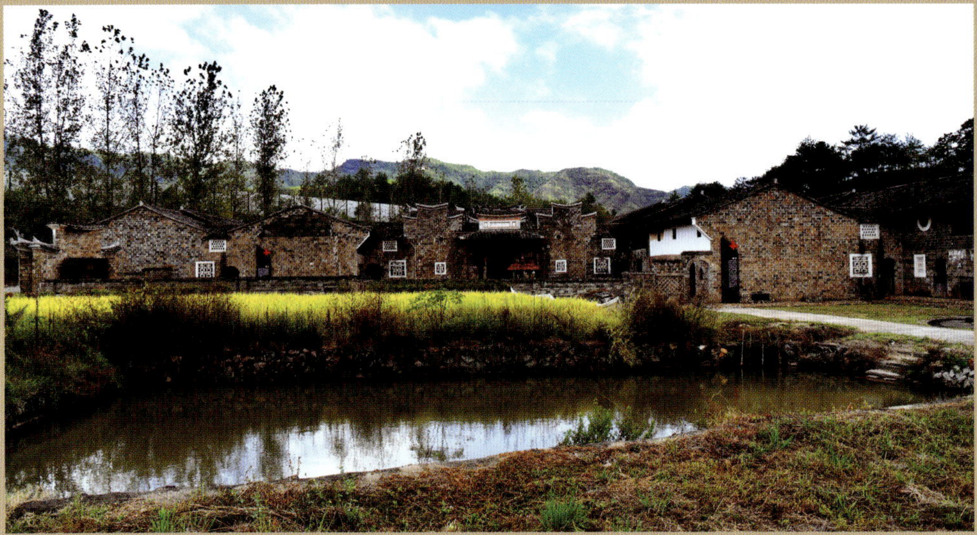

陈塘红军第四后方医院政治部

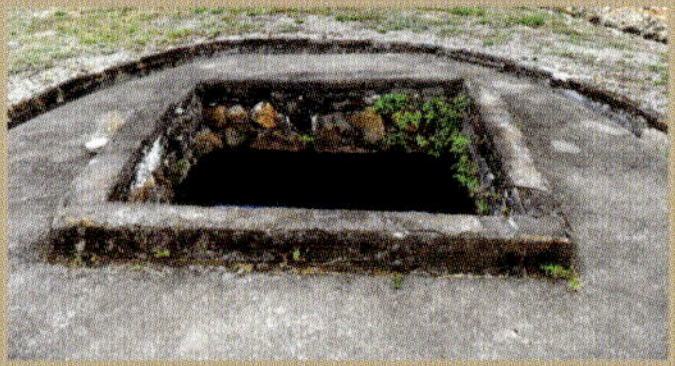

陈塘红军第四后方医院伤员饮水井

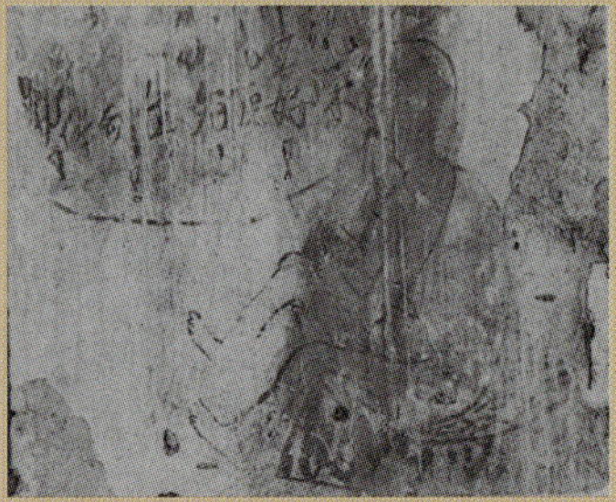

陈塘红军第四后方医院壁画

红军第四后方医院旧址——宁化石壁镇陈塘村张氏祖屋

1933 年，原设于瑞金的红军第四后方医院随军进驻宁化县石壁镇陈塘村张氏祖屋。祖屋内有 40 余条保存完好的红军标语、8 幅壁画以及多件卫生器材。

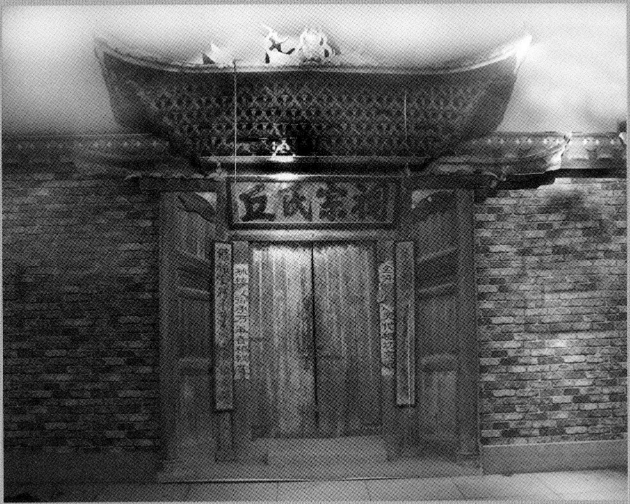

东方军野战医院旧址——宁化湖村镇石下村丘氏宗祠

1933 年 7 月，东方军首次入闽作战攻打宁化泉上土堡，在宁化县湖村镇石下村丘氏宗祠和巫坊村陈氏宗祠设立东方军野战医院，东方军撤出宁化后，转为后方常设医院。

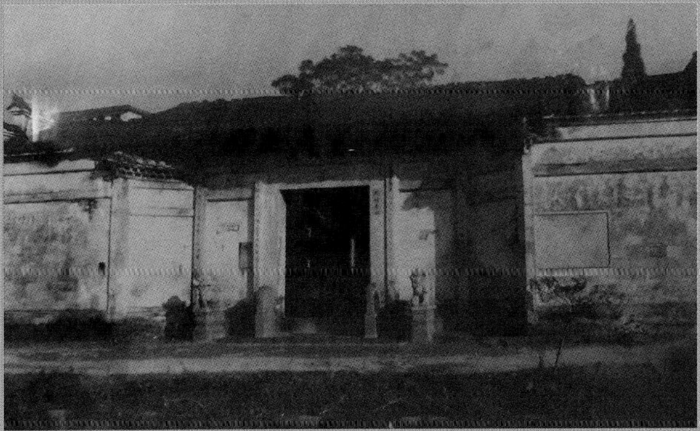

红九军团后方机关野战医院旧址——宁化曹坊镇下曹村敬湖公祠

1934 年 6 月，红九军团后方机关退守宁化曹坊镇下曹村、滑石村，在曹坊镇下曹村敬湖公祠设立红九军团后方机关野战医院。

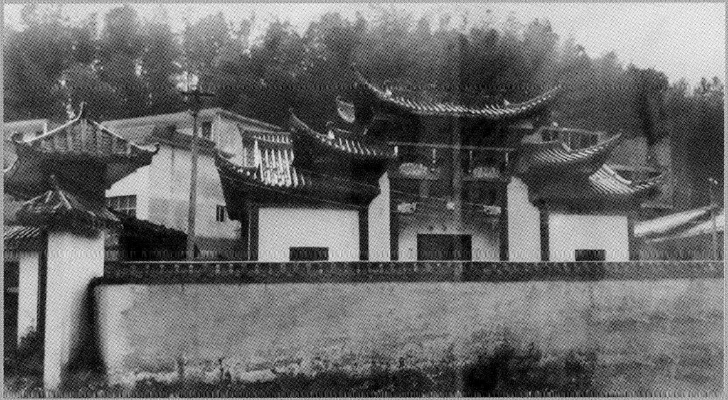

红军后方医院旧址——宁化方田乡大罗村丁氏宗祠

1934 年 7 月至 1934 年 10 月，原设于宁化城关光严寺、太阳庙的红军后方医院迁至方田乡大罗村丁氏祠堂和罗氏祠堂。

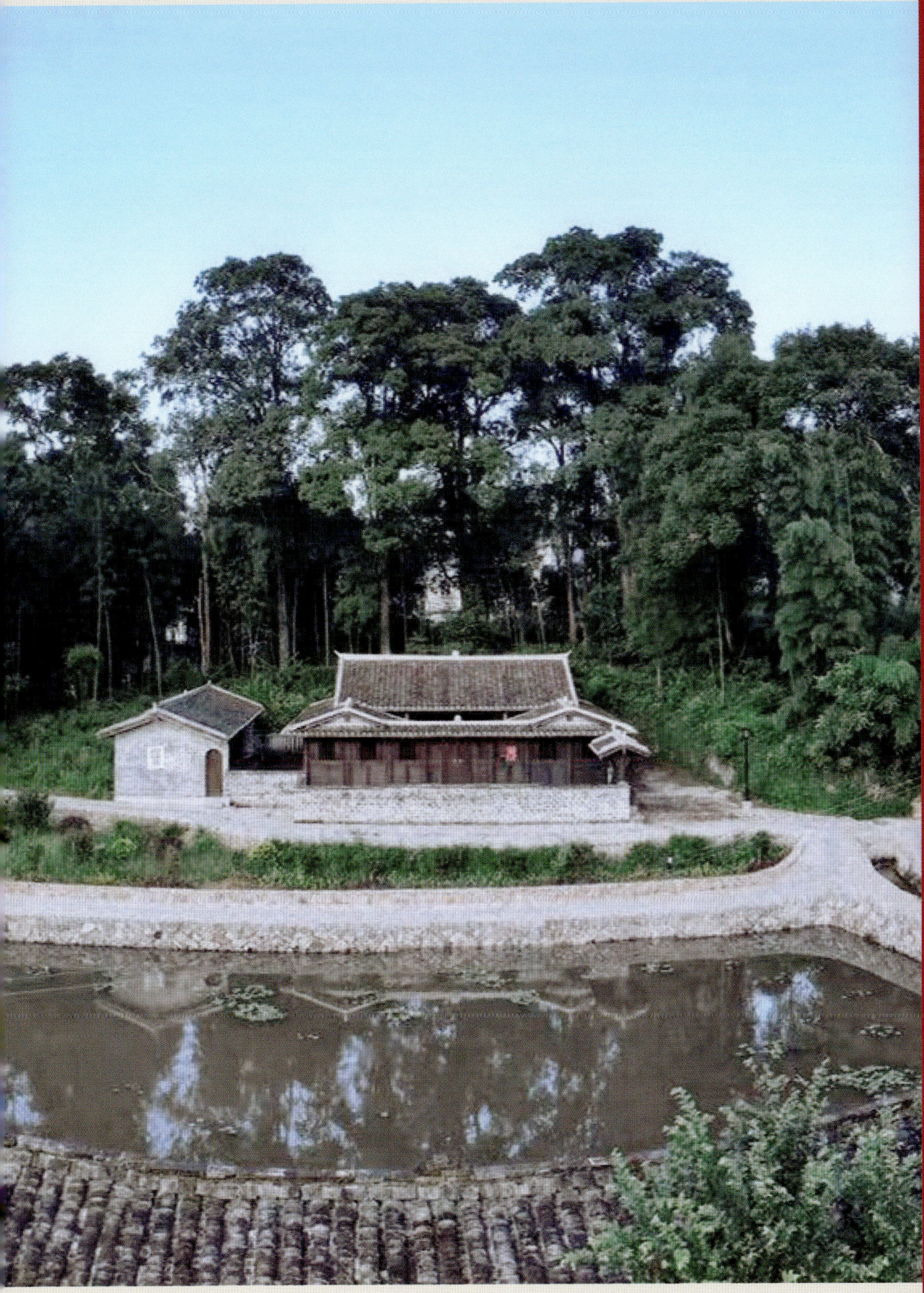

第七章

中央苏区（闽西）中医药的应用

中医药在中央苏区（闽西）得到重视和应用，这不仅缓和了缺医少药的状况，对治疗部队常见病、多发病及枪刀外伤等均具有良好效果，而且为以后各革命根据地的医疗卫生工作提供了先行经验，对中华人民共和国成立后制定中医药政策产生了深远的历史影响。

福建军区才溪后方临时中医院

1929 年，上杭才溪区苏维埃政府设立了医务所，聘请当地民间骨伤科医生王坤发及其儿子王赠接到医务所工作。随着苏区的巩固和扩大，该医务所改建为福建军区才溪后方临时中医院，院址初设于才溪庄背庙，后为安全起见迁到了较偏僻的癞牯窝。

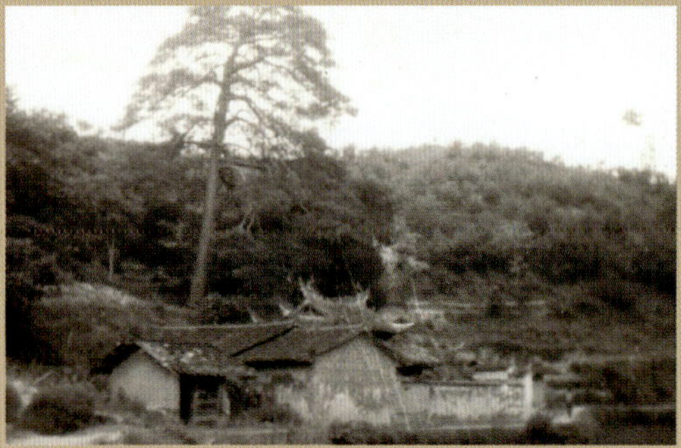

福建军区才溪后方临时中医院旧址（才溪庄背庙）[①]

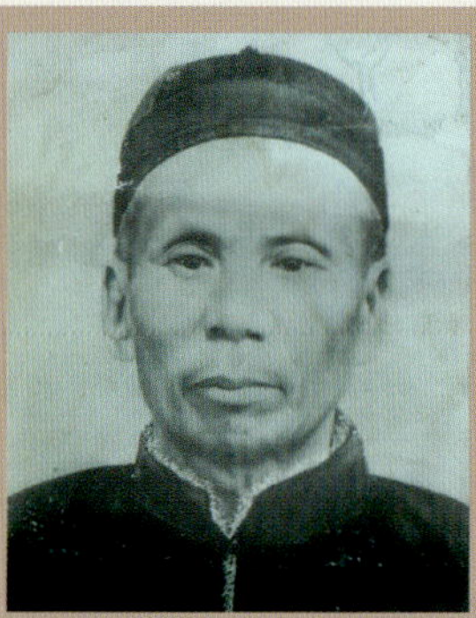

王坤发

王坤发（1885—1945），福建上杭才溪人。

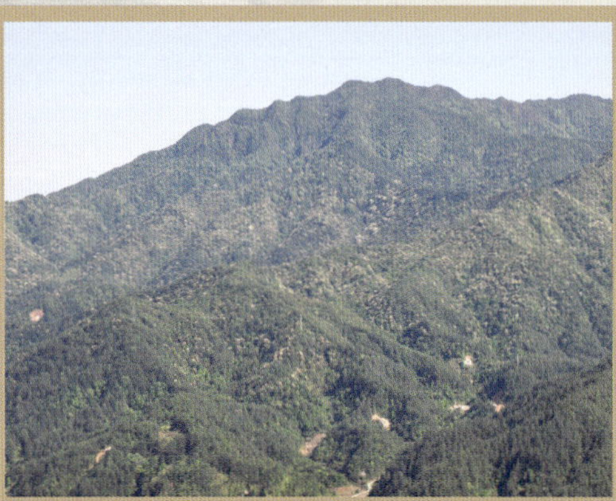

癞牯窝

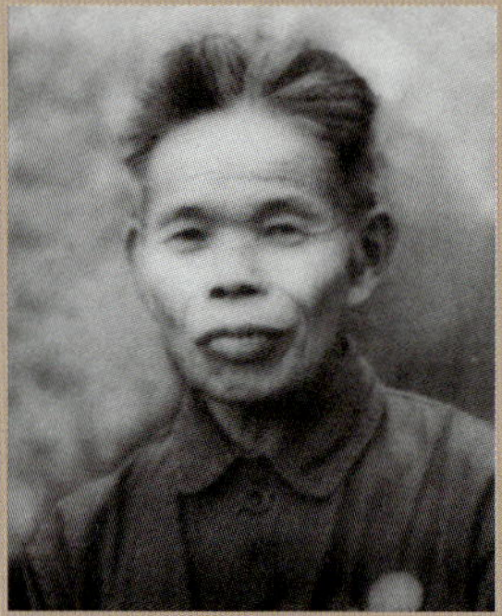

王赠接

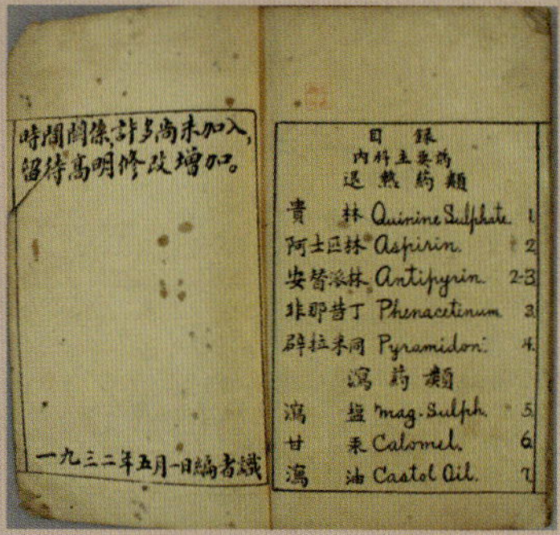

時間関係，許多尚未加入，
留待高明修改增加。

一九三二年五月一日編者識

目録
内科主要药
退熱药類

貴林	Quinine Sulphate	1
阿士匹林	Aspirin.	2
安替派林	Antipyrin.	2-3
非那昔丁	Phenacetinum	3
辟拉米同	Pyramidon:	4.

瀉药類

瀉盐	mag. Sulph.	5
甘汞	Calomel.	6
瀉油	Castol Oil.	7

王赠接学习时使用过的药书

王赠接（1906—1973），福建上杭才溪人。

①该图拍摄于 1988 年。

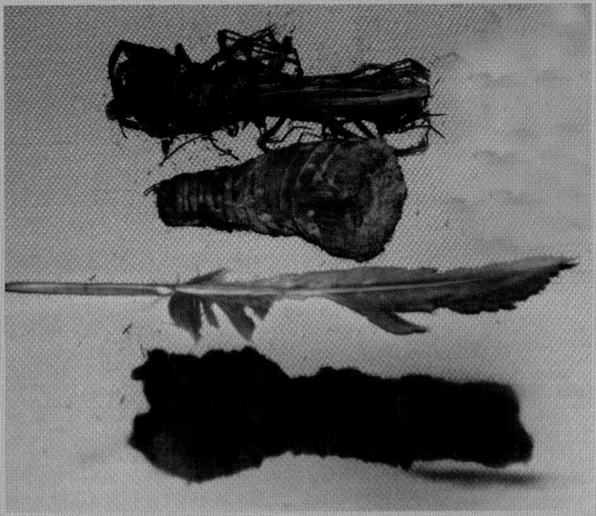

才溪后方临时中医院使用过的中草药和医药用品

才溪后方临时中医院骨伤科医生用自制的伤科药散（包括治伤口方、驳骨方等，使用药物包括三七、血竭、乳香、没药、冰片等）治刀枪外伤。（驳骨：上杭客家话“接骨”之意。）

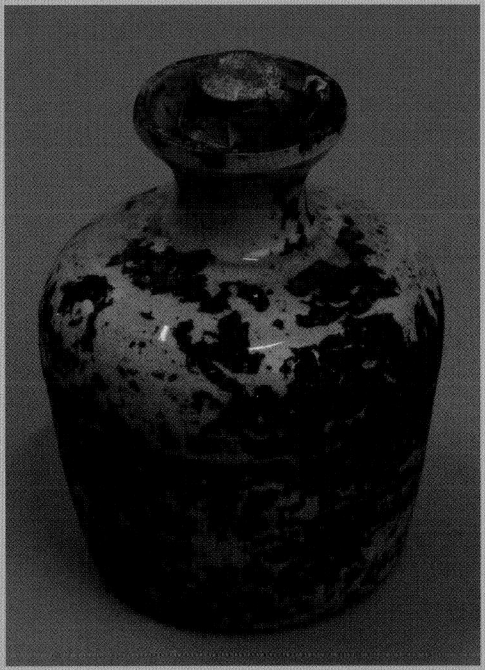

才溪后方临时中医院使用过的药瓶

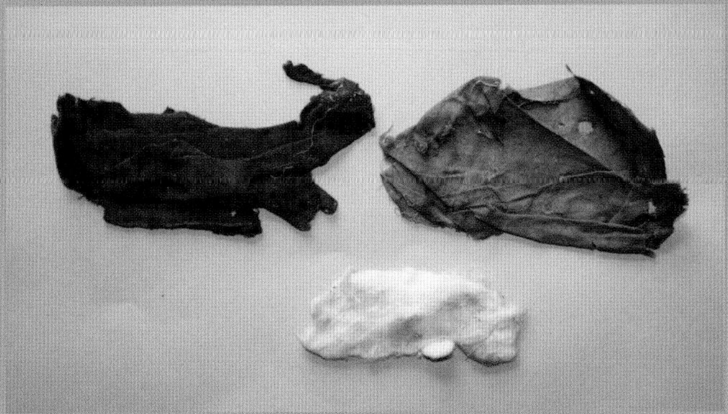

才溪后方临时中医院使用过的包扎布和棉花

才溪后方临时中医院常因陋就简，就地取材，将门板、木板架在木椅上，铺上稻草就成了病床；用蒸笼当消毒器，用竹片自制镊子、竹碗、竹水壶等；用白布条代替纱布，自制脱脂棉花。

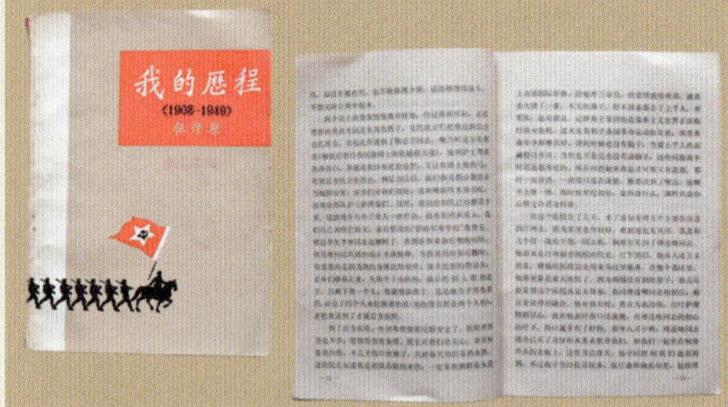

伍修权回忆在才溪治疗的经过

无产阶级革命家、军事家、外交家伍修权战斗负伤时曾在才溪后方临时中医院治疗。

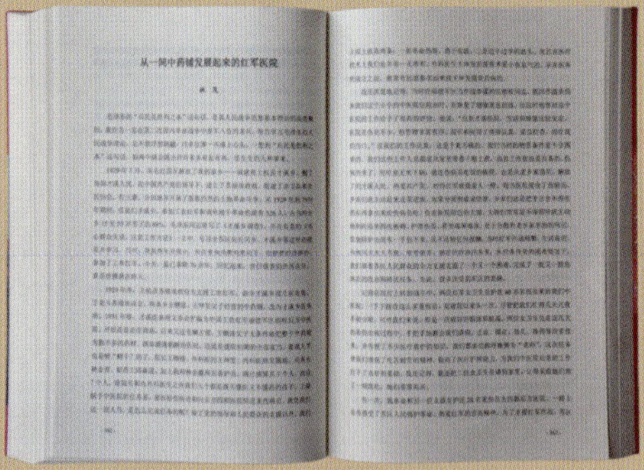

林茂的文章

时任才溪后方临时中医院看护的林茂的回忆文章：《从一间中药铺发展起来的红军医院》。

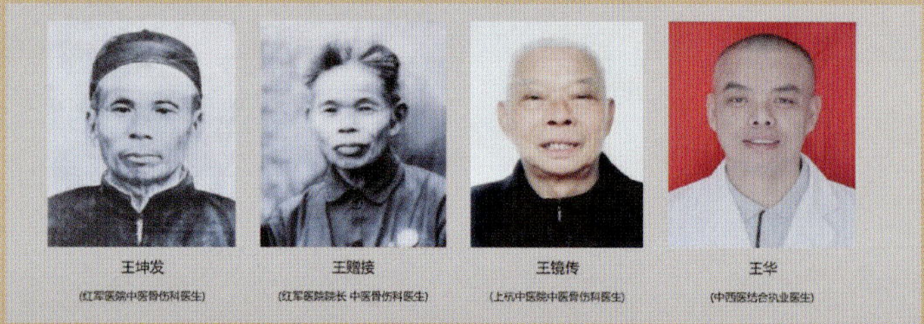
王坤发
(红军医院中医骨伤科医生)
王赠接
(红军医院院长 中医骨伤科医生)
王镜传
(上杭中医院中医骨伤科医生)
王华
(中西医结合执业医生)

红色基因四代从医

王赠接的儿子王镜传和孙子王华均继承祖业，继续在才溪为乡民治病。其家族四代为医，传承着红色基因。

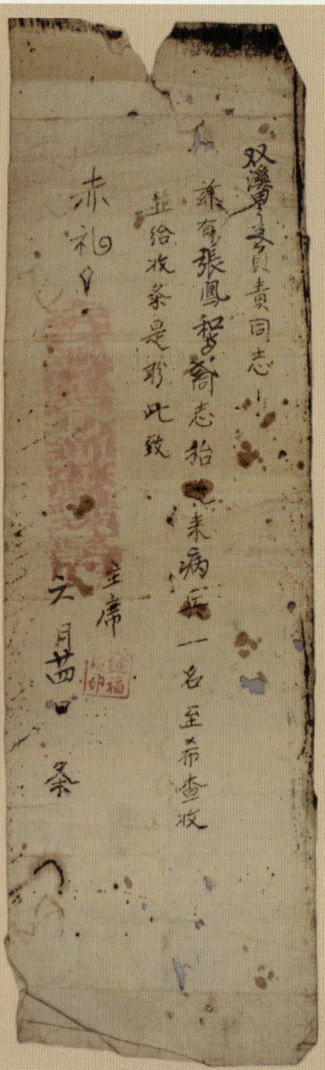

通行证

才溪担架队员张凤和运送伤员的通行证。

在艰难环境中发挥中医药的特色优势

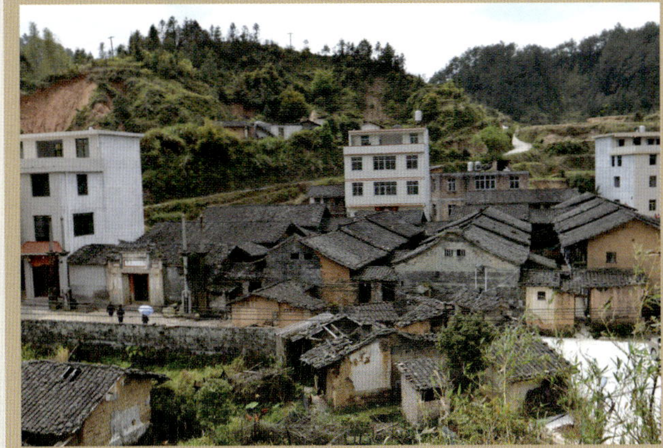

福建军区所属制药厂旧址（南阳茶溪乡赖茜坑陈维洪屋）

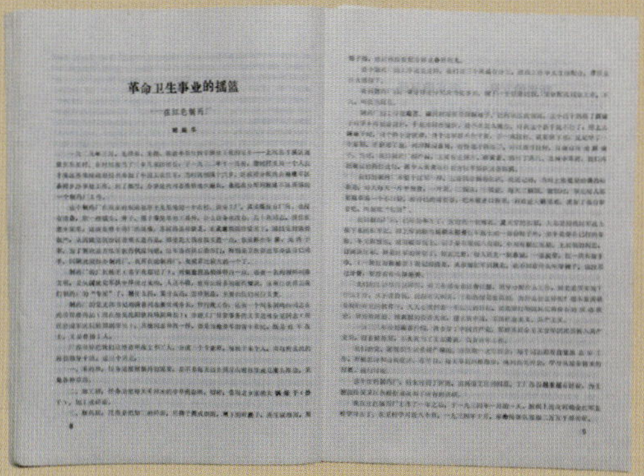
革命卫生事业的摇篮

阙森华回忆当年参加制药厂工作的文章

苏区红军自己动手，因陋就简办制药厂。1932 年初，福建军区在上杭白砂洋子里（今中洋村）创办制药厂，同年下半年搬至南阳茶溪乡赖茜坑陈维洪屋里。制药厂设采药班、加工班和制药班。

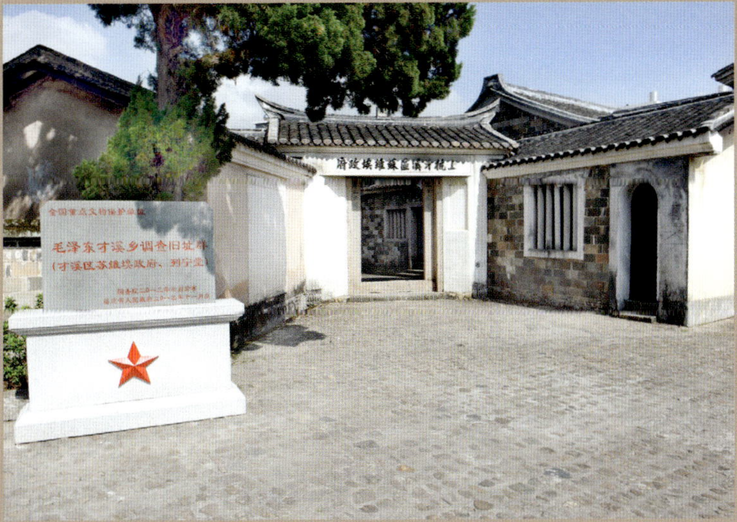

毛泽东才溪乡调查旧址

1933 年 11 月，毛泽东深入上杭才溪乡开展社会调查，指示区苏维埃工作人员利用山区中草药资源丰富的优势，广泛发动和组织群众上山采集中草药。

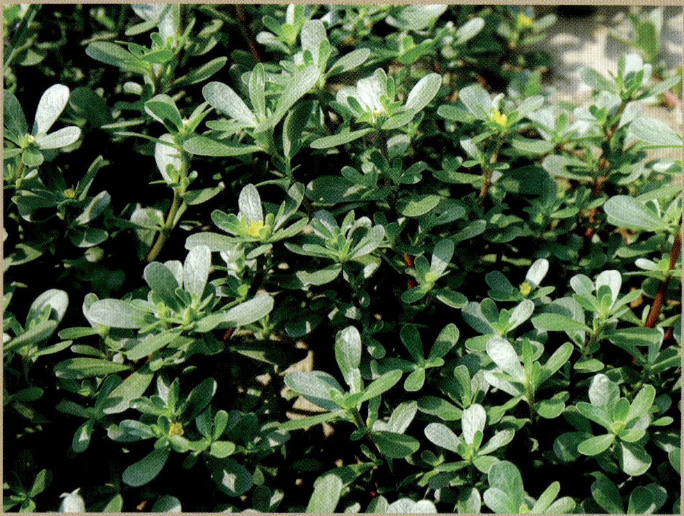

马齿苋

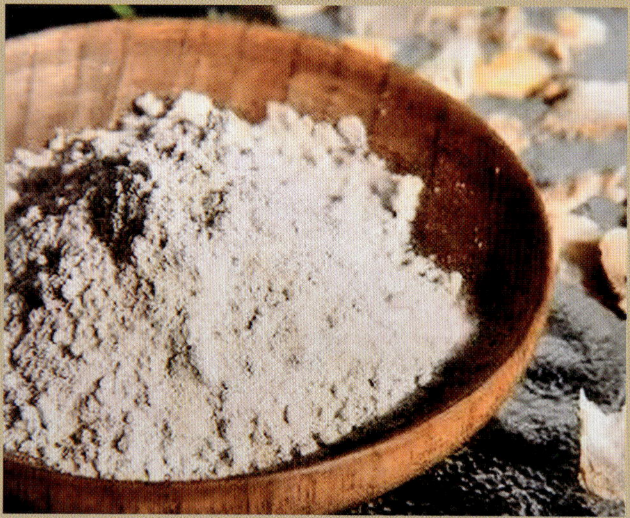

白及粉

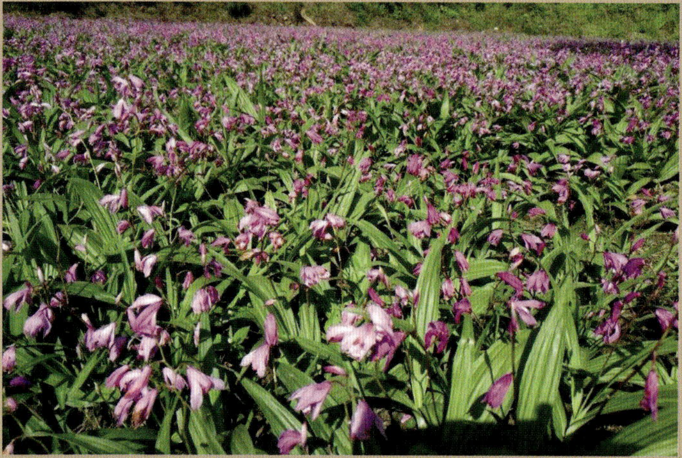

白及原植物

蛟洋红军医院傅赞谟用生马齿苋捣汁治痢疾，白及粉治刀枪外伤。

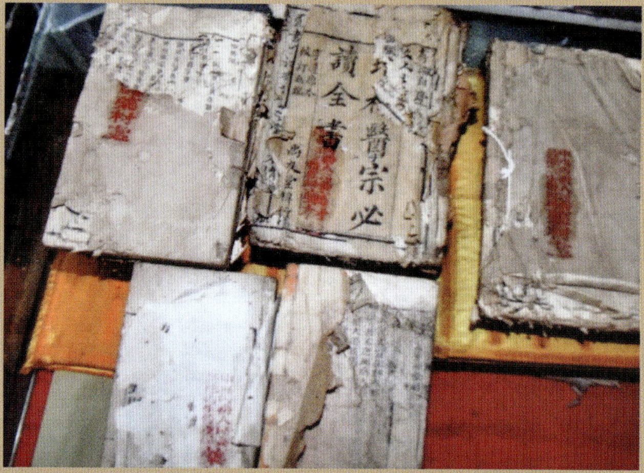

中医药书籍

盖有中央卫生管理局与药材处印章的中医药书籍，是红军长征后被当地群众秘密保存下来的。

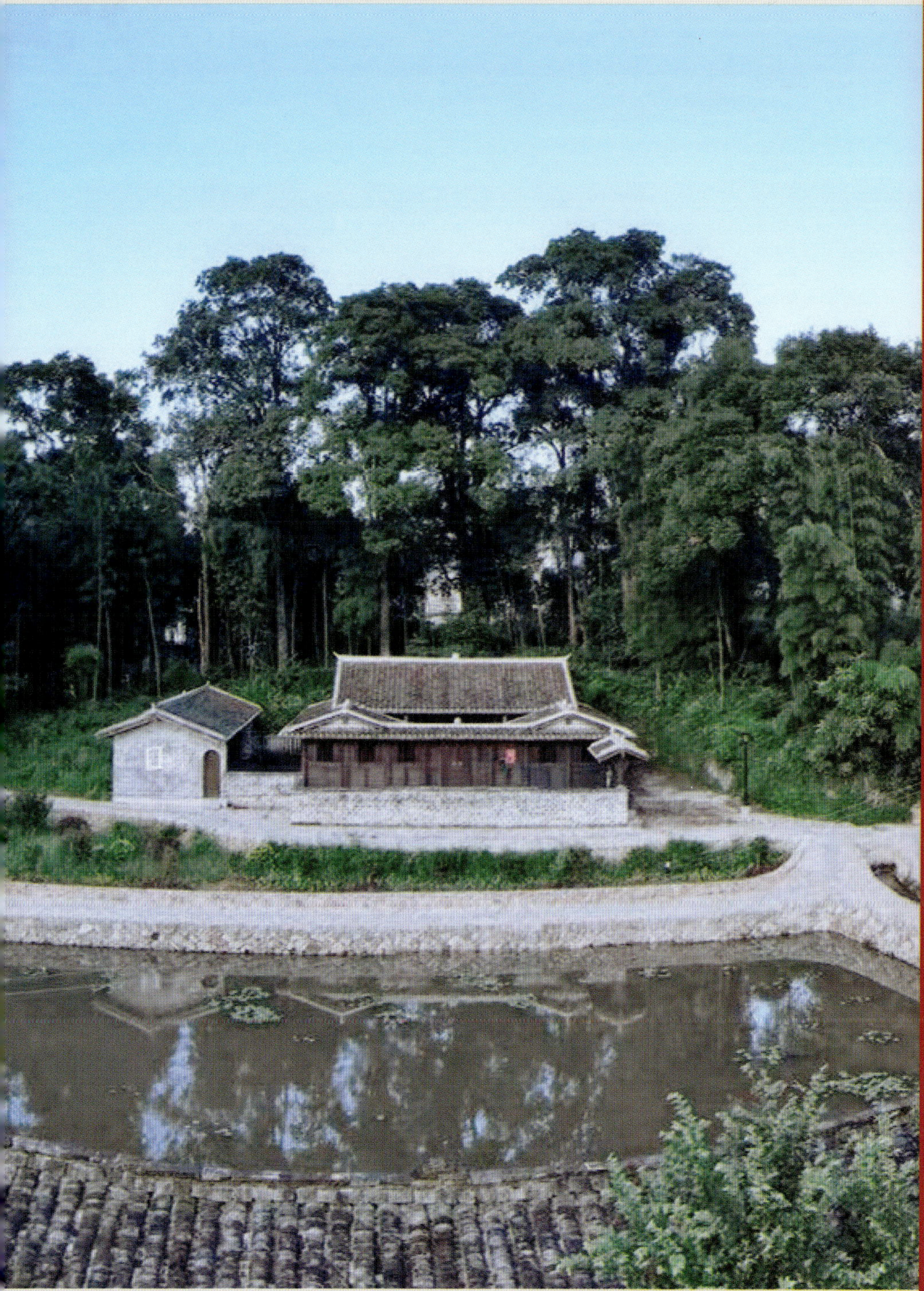

第八章

中央苏区（闽西）的医药卫生人物

苏区时期的医务人员来源主要有苏区当地教会医院的医务人员和地方医务人员、从国民党统治区聘请来的医务人员、改造后的被俘军医、红军和苏维埃政府自主培养的医务人员。他们经历了革命战争的洗礼，大部分在中华人民共和国成立后担任医疗管理部门的领导或成为医疗行业的业务骨干，继续为中华人民共和国的医药卫生事业发光发热。

傅连暲

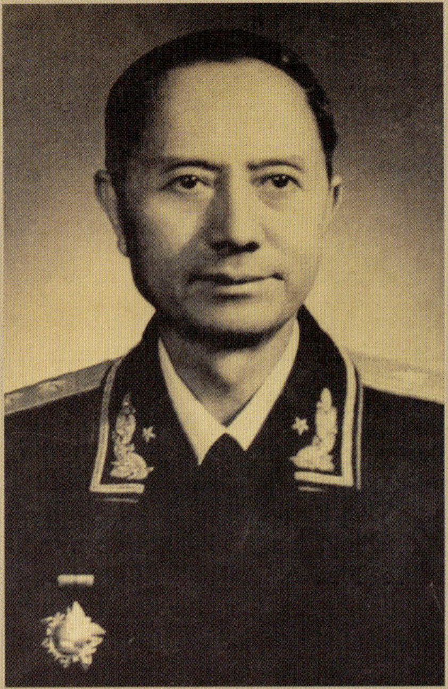

傅连暲

傅连暲（1894—1968），原名傅日新，福建长汀人。16 岁入英国基督教在汀州办的亚盛顿医馆（后改名“福音医院”）学医。1925 年出任汀州福音医院院长。1938 年 9 月加入中国共产党。长期负责中央领导人的医疗保健工作，历任中央总卫生处处长兼中央医院院长、中央军委总卫生部副部长、中华人民共和国卫生部副部长、中国人民解放军总后勤部卫生部第一副部长、中华医学会会长等职。1955 年被授予中将军衔。

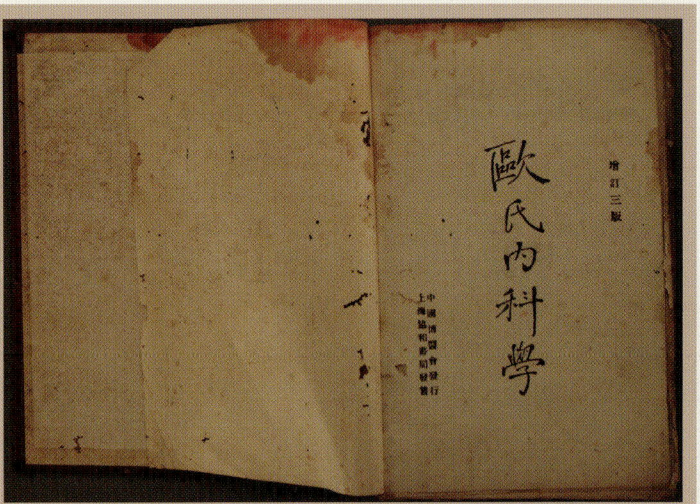

傅连暲在汀州福音医院使用过的医学书籍《欧氏内科学》

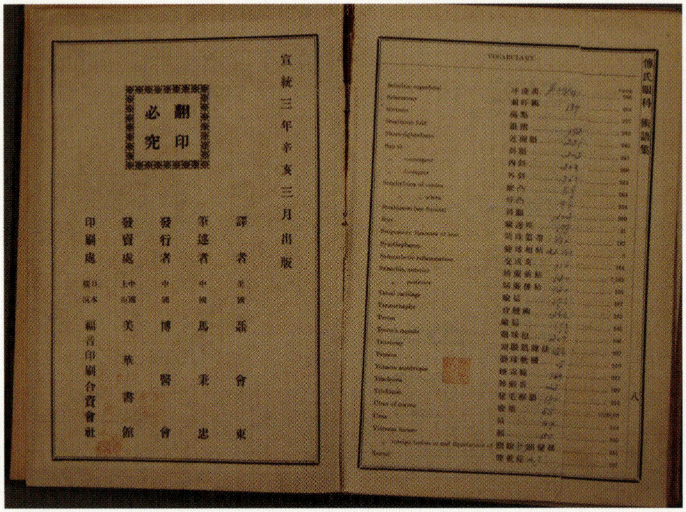

傅连暲在汀州福音医院使用过的医学书籍《傅氏眼科》

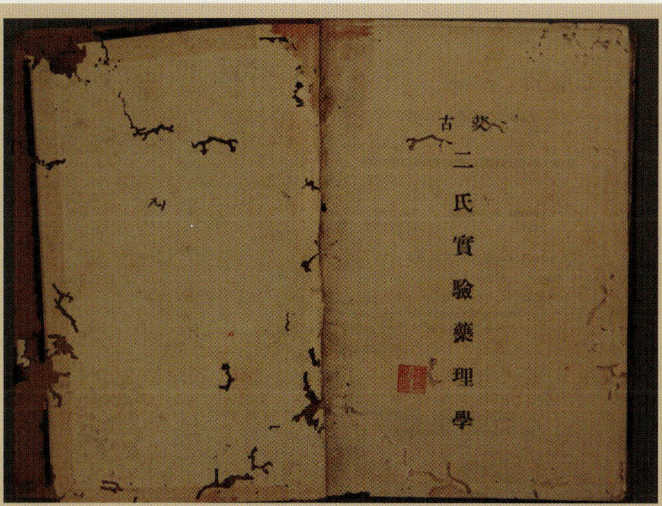

傅连暲在汀州福音医院使用过的医学书籍《艾古二氏实验药理学》

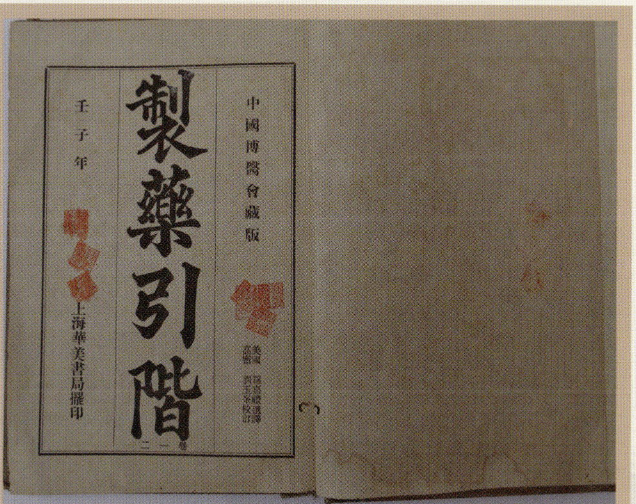

傅连暲在汀州福音医院使用过的医学书籍《制药引阶》

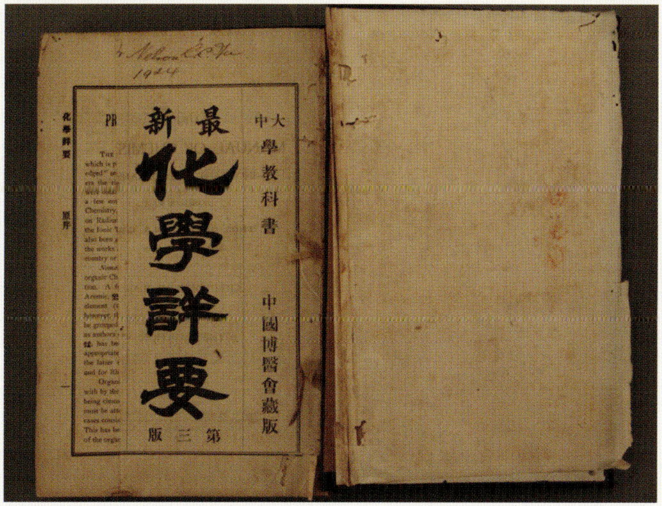

傅连暲在汀州福音医院使用过的医学书籍《化学详要》

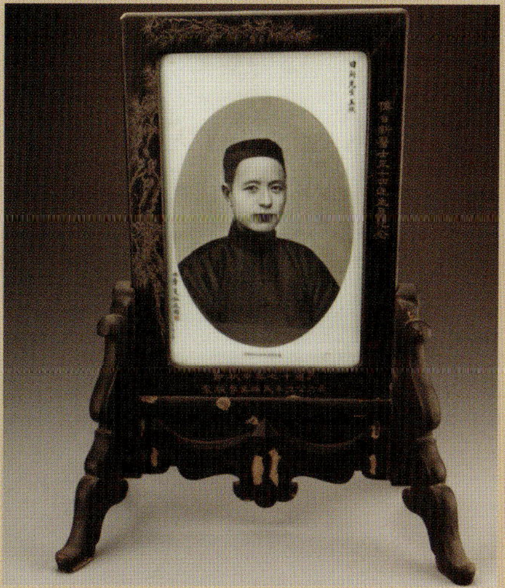

傅连暲瓷质肖像

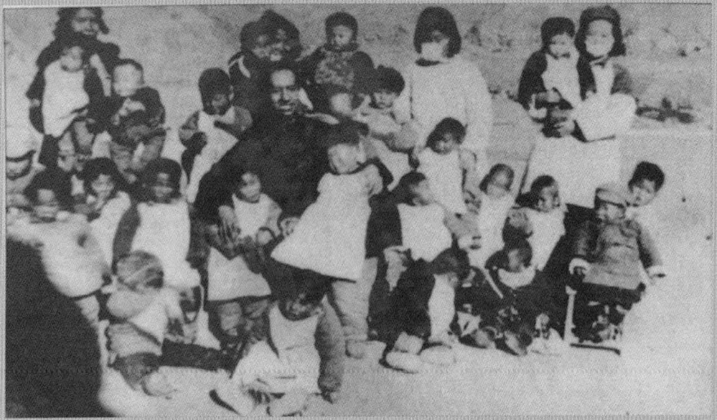

傅连暲在延安“中央托儿所”与孩子们在一起(1941年)

傅连暲非常重视妇幼保健工作，连续两次被中央授予“模范妇孺工作者”称号。

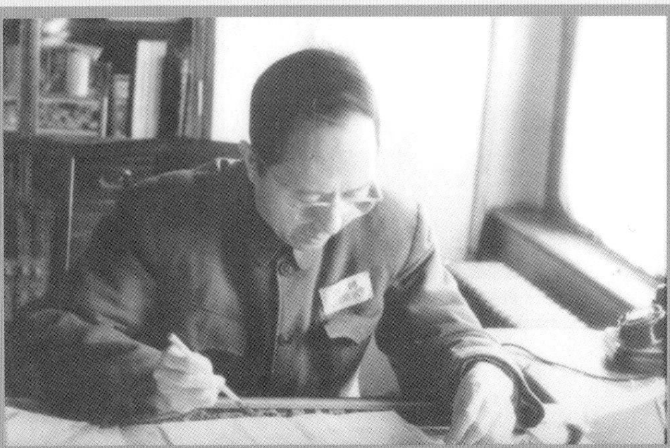

傅连暲工作照

1950年，傅连暲在北京弓弦胡同2号中央军委总卫生部的工作照。

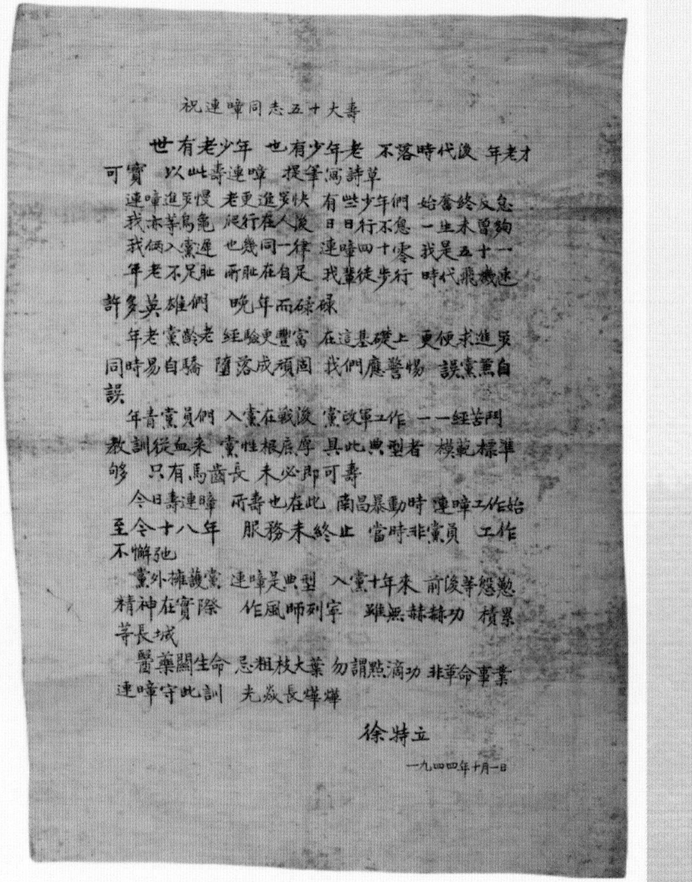

祝連暲同志五十大壽

世有老少年 也有少年老 不落時代後 年老才
可貴 以此壽連暲 提筆寫詩草
連暲進步慢 老更進步快 有些少年們 始奮終反怠
我亦等烏龜 爬行在人後 日日行不息 一生未曾夠
我倆入黨遲 也幾同一律 連暲四十零 我是五十一
年老不足恥 所恥在自足 我輩徒步行 時代飛機速
許多英雄們 晚年而碌碌
年老黨齡老 經驗更豐富 在這基礎上 更便求進步
同時易自驕 墮落成頑固 我們應警惕 誤黨兼自
誤
年青黨員們 入黨在戰後 黨政軍工作 一一經苦鬥
教訓從血來 黨性根底厚 具此典型者 模範標準
夠 只有馬齒長 未必即可壽
今日壽連暲 所壽也在此 南昌暴動時 連暲工作始
至今十八年 服務未終止 當時非黨員 工作
不懈弛
黨外擁護黨 連暲是典型 入黨十年來 前後等慇懃
精神在實際 作風師列寧 雖無赫赫功 積累
等長城
醫藥關生命 忌粗枝大葉 勿謂點滴功 非革命事業
連暲守此訓 光焰長燁燁

徐特立

一九四四年十月一日

1944年徐特立为傅连暲50岁寿辰新作的寿词

1927年8月，南昌起义部队南下经过汀州时，徐特立因劳累过度患急性肠胃炎，高烧不退被送进汀州福音医院，傅连暲为其悉心医治，结下了深厚友谊。

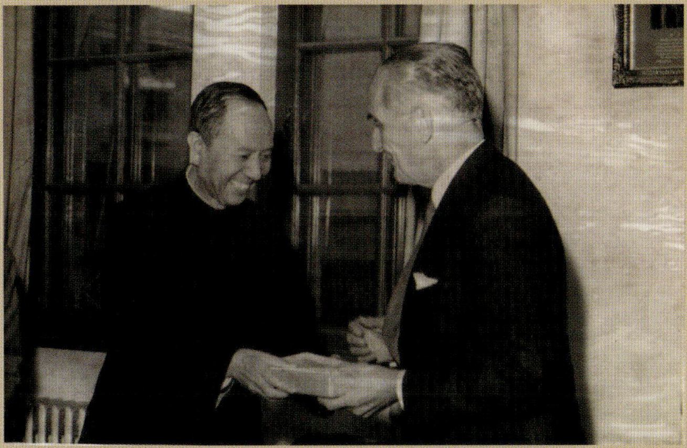

傅连暲接见意大利心脏外科专家

1963 年 10 月，傅连暲接见意大利心脏外科专家多格利兴蒂教授，并赠送其中华医学杂志外文版。

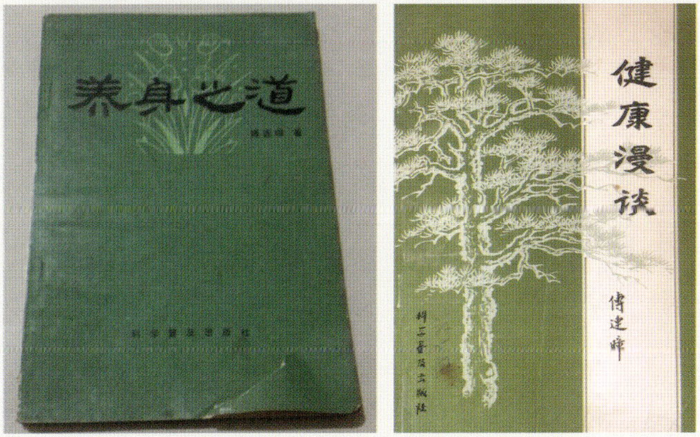

傅连暲撰写的书籍《养身之道》《健康漫谈》

傅连暲尊重中医，重视中西医结合和医疗普及工作，言传身教，曾著《养身之道》《健康漫谈》等书。

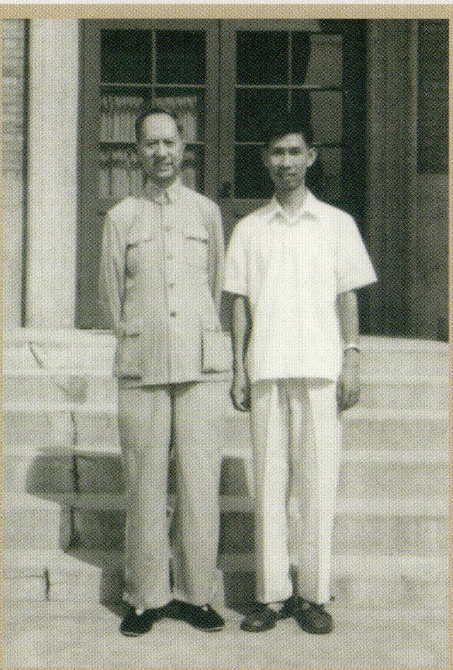

傅连暲与儿子傅维康的合影

1965 年 8 月，傅连暲与儿子傅维康在中华医学会总会的合影。

当年汀州报福音，人民武装称红军。
态度谦和工农子，理想高昂人民魂。
大德为医怀天下，拯救黎民不顾身。
教徒“皈依”共产党，传奇医生傅将军。

顾英奇诗句

2008 年 11 月 27 日，原卫生部副部长顾英奇来到长汀汀州福音医院旧址参观后写下的诗句。

王奇才

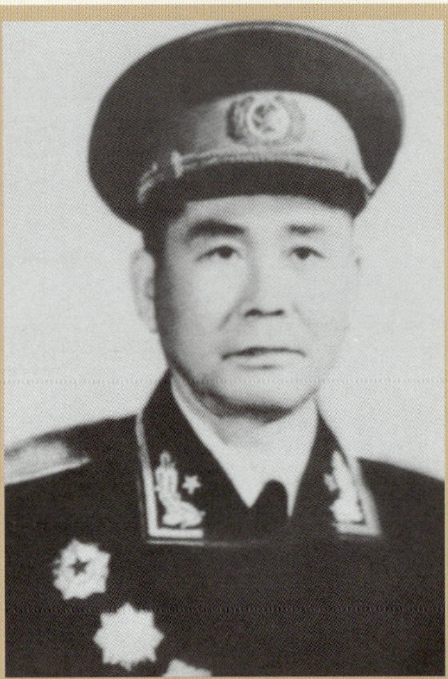

王奇才

王奇才（1903—1976），福建上杭才溪人。1929 年参加中国工农红军，同年加入中国共产党，任红四军第十二师军医处处长，红四军第十一师军医处政治委员，红一军团第二师卫生部部长。1934 年参加长征。抗日战争和解放战争时期，任中央军委卫生部政治部主任、八路军前方指挥部卫生部政治部主任、河北省军区政治部主任等职。中华人民共和国成立后，任河北省军区副政治委员、政治委员。1955 年被授予少将军衔。

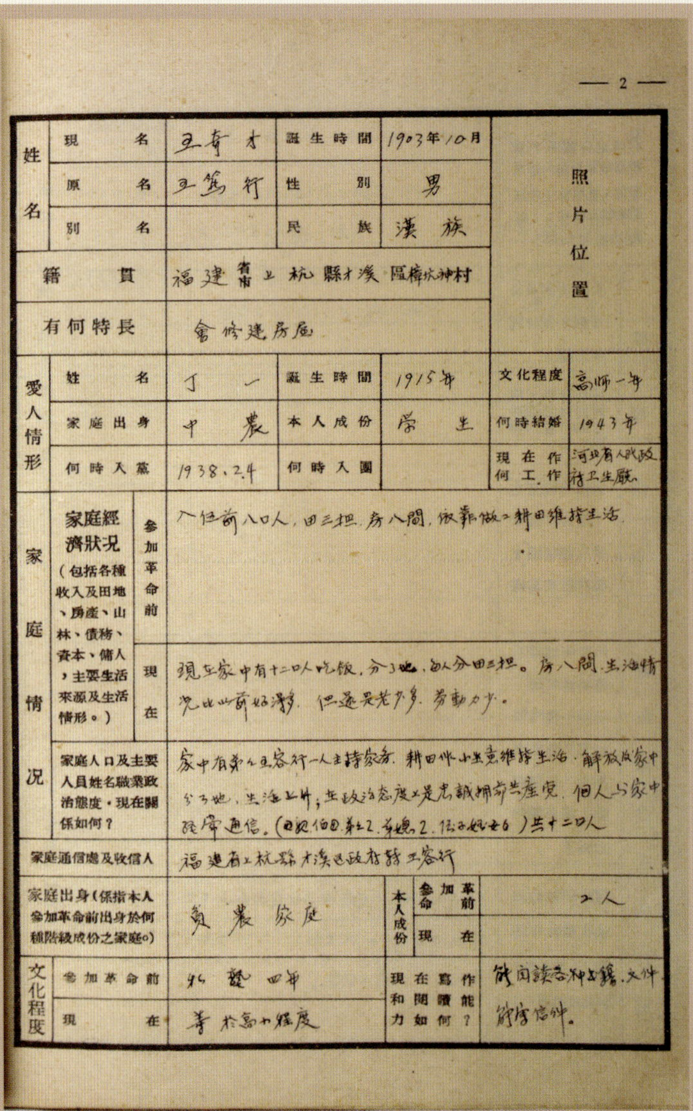

— 2 —

姓名	現名	王奇才	誕生時間	1903年10月	照片位置
	原名	王篤行	性別	男	
	別名		民族	漢族	
籍貫		福建省上杭縣才溪區樟坑神村			
有何特長		會修建房屋			
愛人情形	姓名	丁一	誕生時間	1915年	文化程度：高师一年
	家庭出身	中農	本人成份	學生	何時結婚：1943年
	何時入黨	1938.2.4	何時入團		現在何工作：河北省人民政府卫生厅
家庭情況	家庭經濟狀況（包括各種收入及田地、房產、山林、債務、資本、傭人，主要生活來源及生活情形。）	參加革命前	入伍前八口人，田三担，房八間，依靠做工耕田維持生活		
		現在	現在家中有十二口人吃飯，分了地，每人分田三担。房八間，生活情况比以前好得多，但還是老少多，劳動力少。		
	家庭人口及主要人員姓名職業政治態度，現在關係如何？		家中有弟弟王客行一人主持家务，耕田作小生意維持生活，解放后家中分了地，生活上升；在政治态度上是忠誠拥护共產党，個人与家中經常通信。（母親、伯母、弟弟2、弟媳2、侄子侄女6）共十二口人		
家庭通信處及收信人			福建省上杭縣才溪區政府轉王客行		
家庭出身（係指本人參加革命前出身於何種階級成份之家庭。）		貧農家庭	本人成份	參加革命前	工人
				現在	
文化程度	參加革命前	私塾四年	現在寫作和閱讀能力如何？		能閱讀各种书籍、文件，能寫信件。
	現在	等於高小程度			

王奇才的干部履历表

叶青山

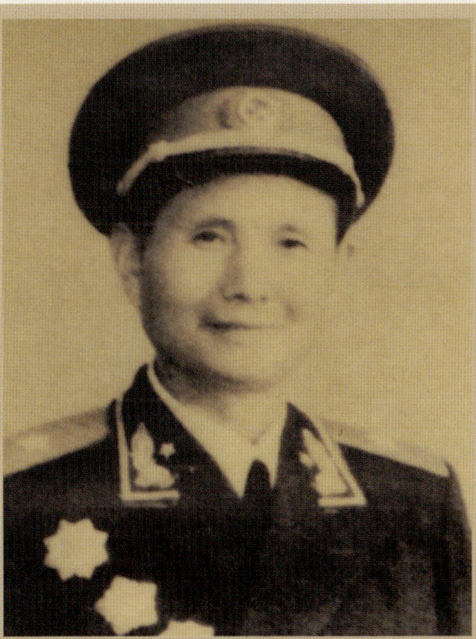

叶青山

叶青山（1904—1987），福建长汀河田人。傅连暲的学生。1929 年 2 月于汀州福音医院参加中国工农红军，在红四军第二纵队卫生队任医官，同年 5 月加入中国共产党。1931 年 5 月抢救过罗瑞卿将军的生命，罗瑞卿称他为“救命恩人”。历任红四军野战医院医务主任、晋察冀军区卫生部部长、晋察冀野战军卫生部政治委员、华北军区卫生部副部长、中国人民解放军华北军区后勤部卫生部部长、中央卫生部部长助理兼中央保健局局长、北京军区后勤部副部长等职。1955 年被授予少将军衔。

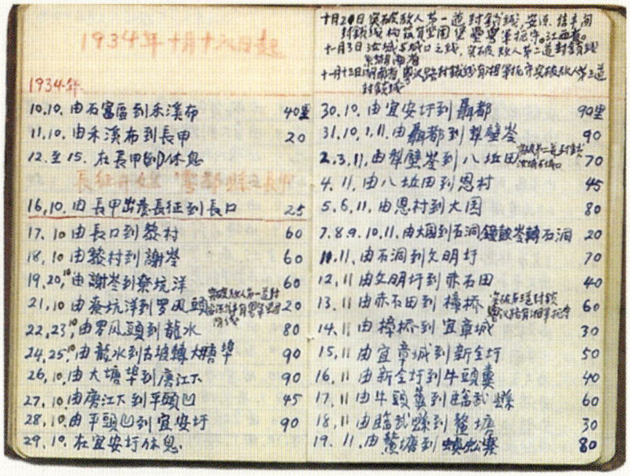

1934年
10.10. 由石富岗到禾溪布 40里
11.10. 由禾溪布到長甲 20
12.至15. 在長甲休息
16,10. 由長甲出發長征到長口 25
17.10 由長口到蔡村 60
18.10 由蔡村到謝坑 60
21,10 由桑坑洋到罗凤頭 20
22,23,10 由罗凤頭到龍水 80
26,10,由大塘埠到唐江下 90
27.10.由唐江下到平頭凹 45
28,10.由平頭凹到宜安圩 90
29.10. 在宜安圩休息
30.10. 由宜安圩到鼎都 90里
31,10,1,11. 由鼎都到翠壁岑 90
4.11. 由八坵田到恩村 45
5.6.11. 由恩村到大固 80
10.11. 由石洞到文明圩 70
12.11 由文明圩到赤石田 40
13.11 由赤石田到樟桥 60
14.11 由樟桥到宜章城 30
15.11 由宜章城到新全圩 50
16.11 由新全圩到牛頭寨 40
17.11 由牛頭寨到臨武縣 60
18.11 由臨武縣到鳌塘 30
19.11.由鳌塘到蟒蛇寨 80

叶青山记载长征开始的日记册页

叶青山日记记载了长征出发时间和地点。1934 年 10 月 16 日由长甲出发，开始了漫长的战略转移。

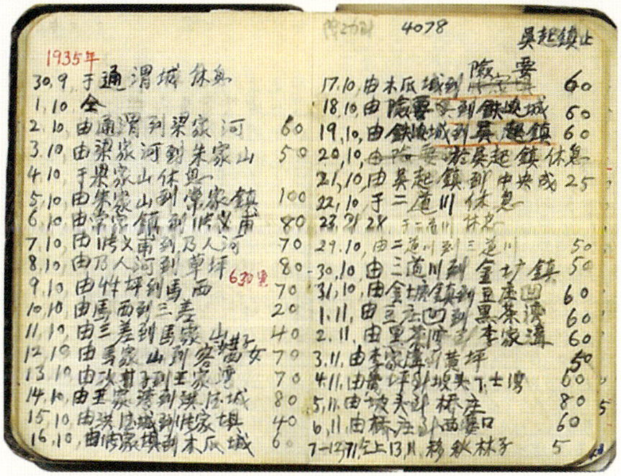

4078
吴起镇止
1935年
30.9 于通渭城休息
1.10 仝
2.10 由通渭到梁家河 60
3.10 由梁家河到朱家山 50
4.10 于朱家山休息
17.10 由木瓜城到陈要 60
19,10,由鉄边城到吴起镇 60
20,10,在吴起镇休息
21,10,由吴起镇到中央戍 25
22,10 于二道川休息
29.10,由二道川到三道川 50
30,10 由三道川到金坊镇 50

叶青山记载到达吴起镇的日记册页

叶青山日记记载了 1935 年 10 月 19 日到达吴起镇。至此中央红军结束了举世闻名的二万五千里长征。

涂通今

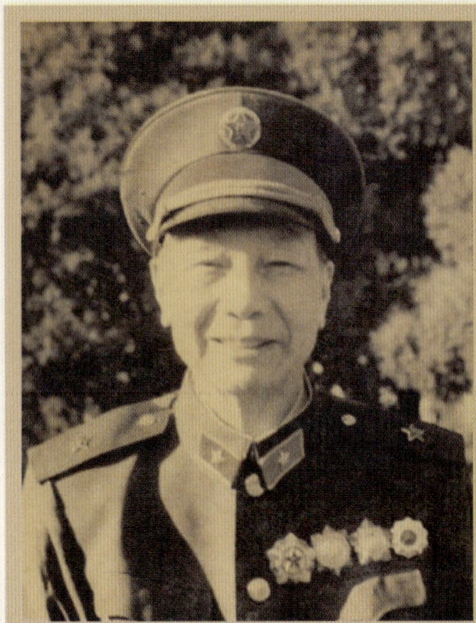

涂通今

涂通今（1914—2023），福建长汀涂坊人。1932 年 2 月参加中国工农红军，在四都红十二军后方医院当看护，同年 10 月被选送到中国工农红军军医学校第二期学习，毕业后先后在红军第三师八团卫生队、红九军团兵站医院一所当医生。1942 年毕业于中国医科大学，在抗日战争和解放战争中从事外科临床工作并历任松江军区卫生部部长、东北军医大学校长等职。1955 年获苏联医学科学院神经外科医学副博士学位。历任第四军医大学校长兼党委书记、军事医学科学院院长等职。1955 年被授予大校军衔，1964 年晋升少将。

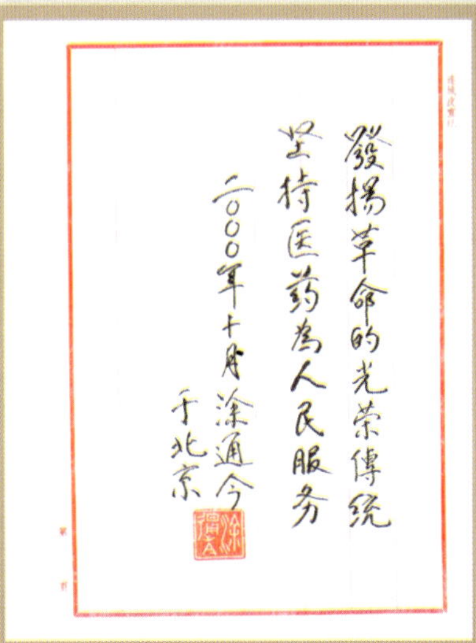

涂通今写给华碧春的题词

为救护前方归来的英勇将士

为培养无产阶级的医学人才

涂通今参加红军后被分配到四都红十二军后方医院当看护。入院第二天有个考试，题目是“为什么要学看护？”涂通今这个高小毕业的孩子蒙住了，猛然间，他想起医院大门上的对联，凭着自己的记忆，他把这句话一字不落地写在答卷上。发榜时，涂通今名列第一。

江一真

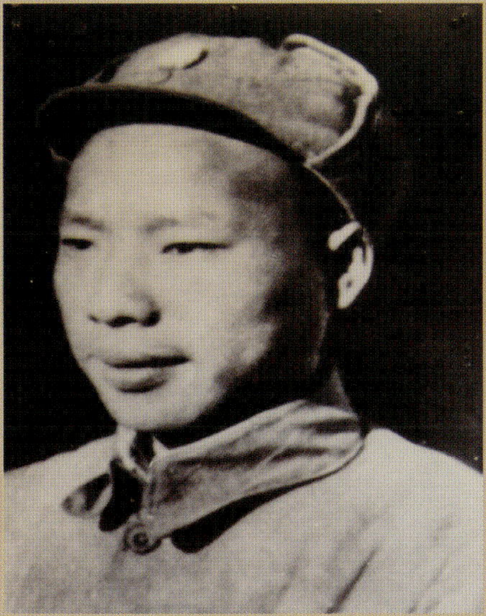

江一真

江一真（1915—1994），福建连城庙前人。1929 年参加红军。1931 年，调红十二军医务训练队当护士长、见习医生。1933 年夏，被选送入中国工农红军卫生学校军医第四期学习，毕业后分配到卫生学校附属医院当医生。长征中历任师卫生队队长、红一方面军总收容队医疗队队长、永坪第一后方医院医务主任、红军重伤医院院长等职。1937 年秋，奉命组建八路军野战医院，任院长。1938 年 5 月，受命担任军委总卫生部保健科科长兼手术组组长。中华人民共和国成立后，历任中共福建省委调查研究室主任、福建省农林厅厅长、中共福建省委农村工作部部长、中共福建省委秘书长、中共福建省委书记处第二书记等职。1959 年 2 月，当选为福建省省长。1977 年任卫生部部长。

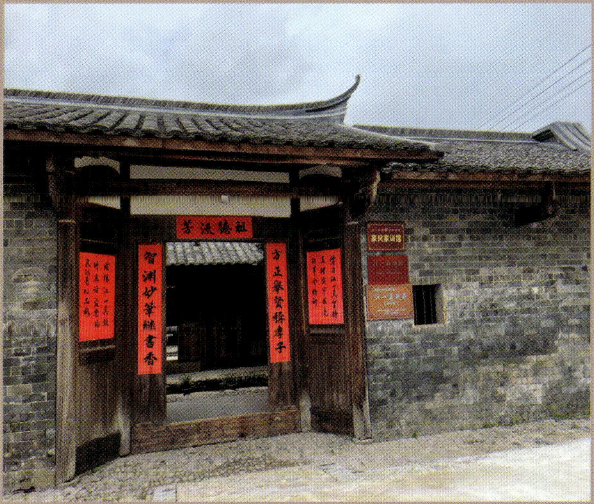

江一真故居

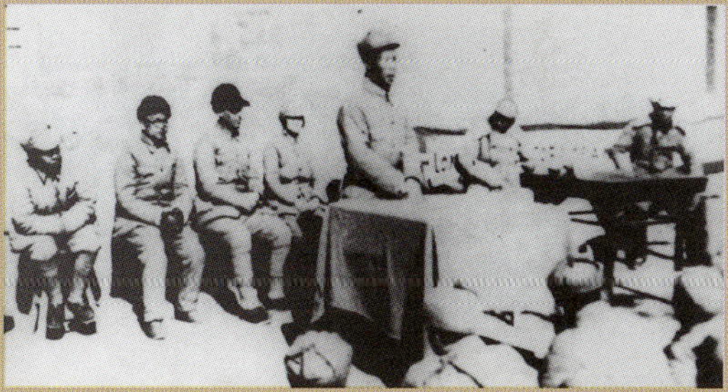

江一真（站立者）在做“行军医疗教学”总结报告

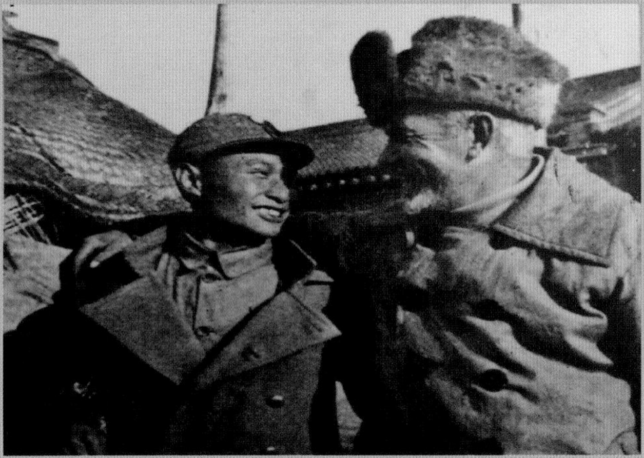

江一真和白求恩

1938 年 3 月底，白求恩抵达延安，负责接待陪同的是江一真。在晋察冀前线，江一真的医术和认真负责的精神深受白求恩赞赏。

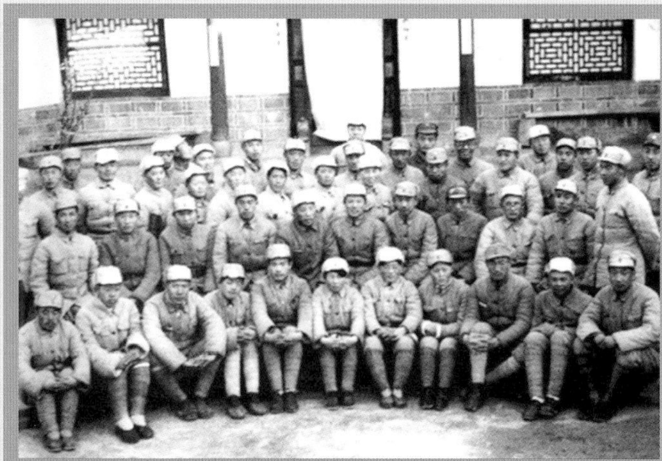

江一真（第二排右起第五）与晋察冀军区医务训练班人员合影

1939 年 4 月，江一真负责筹建晋察冀军区卫生学校。9 月 18 日，晋察冀军区卫生学校在河北唐县牛眼沟村正式成立，任第一任校长。1940 年 1 月 5 日，学校改名为白求恩卫生学校，江一真仍任校长。

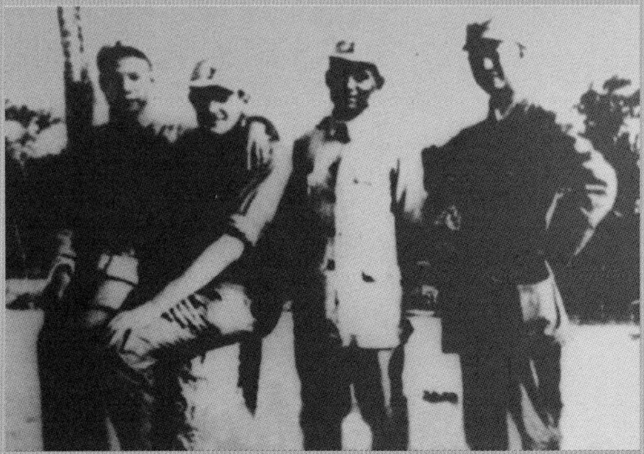

殷希彭、印度援华医生柯棣华、奥地利医生傅莱、江一真（左一）合影①

江一真与国际共产主义战士、印度援华医疗队的柯棣华医生在革命共事过程中结下了深厚情谊，还当了柯棣华的红娘和入党介绍人。

①该图由龙岩连城庙前镇庙上村江一真陈列馆提供。

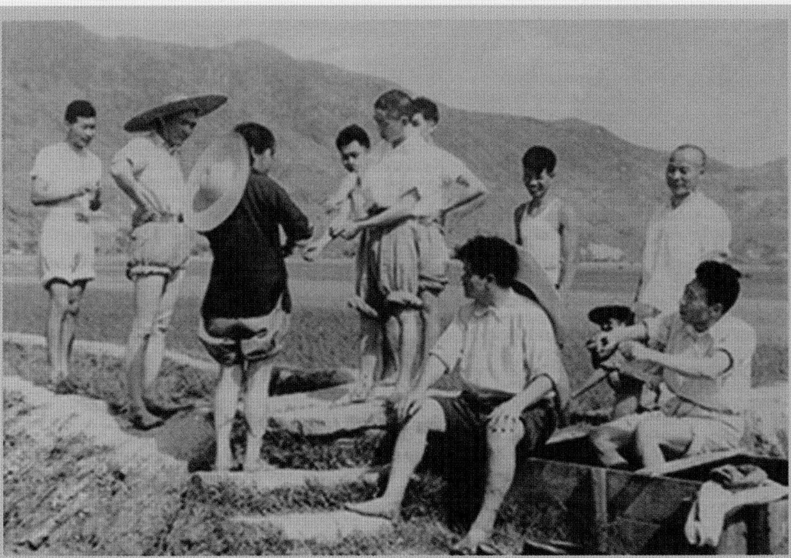

江一真（后排右一站立者）和中共福建省委书记处书记魏金水、伍洪祥等在福州郊区参加劳动（1957 年夏）

中华人民共和国成立前夕，江一真受命南下到家乡福建工作。1956 年 5 月，任中共福建省委书记处第二书记。1958 年，在福建省第九届卫生行政扩大会议上发表《正确认识祖国医学，大力贯彻中医政策》的报告，号召团结中西医，继承发扬祖国医学遗产，创立中国新医学。

江一真有关中医药的论述

“继承发扬祖国医学遗产是我国人民爱国主义的具体内容之一，更是卫生部门独特的爱国主义运动。所以全体卫生医药人员应该在继承发扬祖国医学遗产、创立祖国新医学的事业中，尽最大的努力，做出巨大的贡献。”

——录自江一真 1958 年在福建省第九届卫生行政扩大会议上所做的《正确认识祖国医学，大力贯彻中医政策》的报告

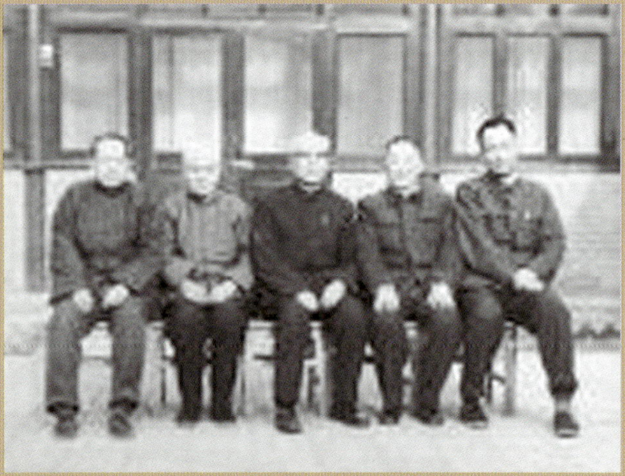

江一真（中）与卫生部中医局老领导合影

1977 年 11 月，江一真任卫生部部长兼党组书记。在任职期间，他主张继承和发扬祖国医学遗产，争取走出一条中西结合的新医学道路，倡导中医、西医、中西结合医三支力量“长期并存、共同发展”的方针。

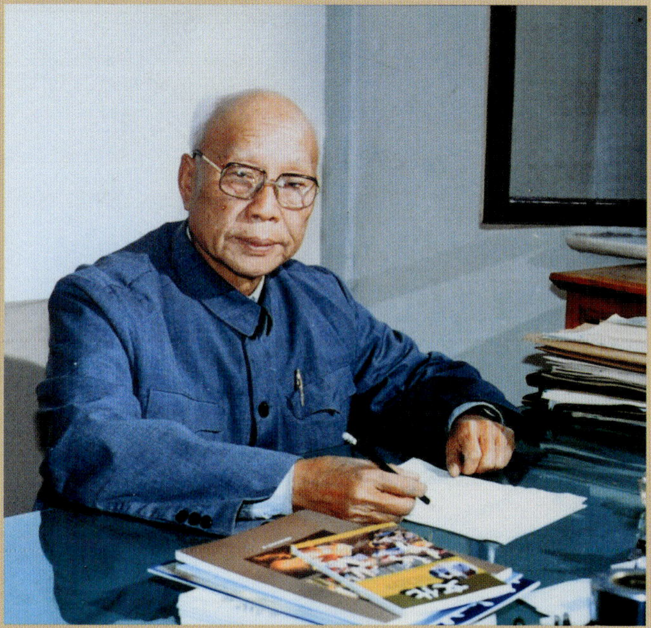

江一真工作照

“江一真同志始终是一位勇于战胜困难的铁汉子，敢于坚持真理的硬骨头，忠心耿耿为人民服务的好干部。他的高尚品质，是共产党员精神风貌的集中表现。

江一真同志为我们留下的精神财富是极为宝贵的。他那像青松一样的崇高品质，永远值得我们学习和发扬。”

——录自习近平 2004 年 4 月 15 日为

《冠豸青松——江一真同志九十诞辰纪念文集》所作之序

王福瑞

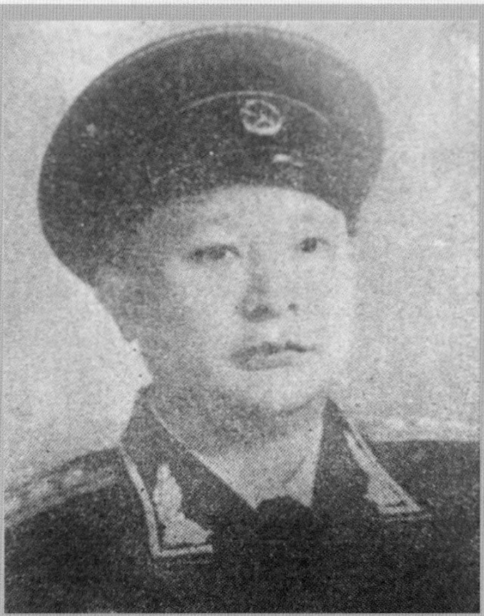

王福瑞

王福瑞（1911—1999），福建上杭太拔人。1929年参加中国工农红军，1932年8月加入中国共产党，任团卫生队队长、红三军团后方医院副院长兼一所所长、红二十九军卫生处处长等职。1934年参加长征。抗日战争和解放战争时期，任八路军警备区军医处处长、东北松江省军区卫生部部长、十五军团卫生部部长。中华人民共和国成立后，任中南军区卫生部第一医管局局长。参加了抗美援朝战争。历任中国人民志愿军医药管理局局长、辽东军区后勤部部长、沈阳军区后勤部干部部部长等职。1955年被授予大校军衔。

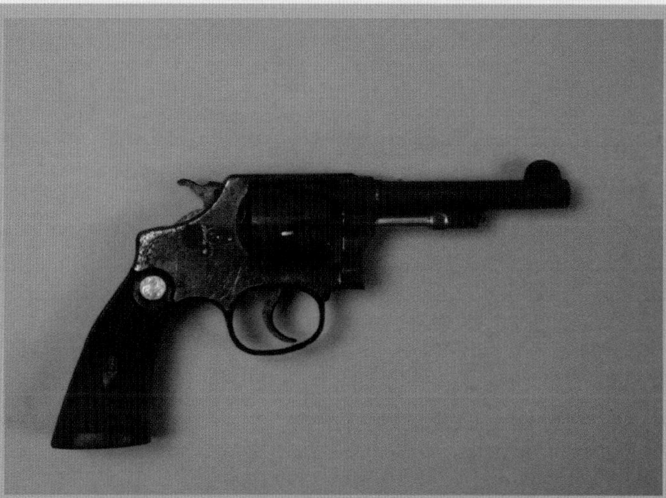

王福瑞1934年使用过的左轮枪

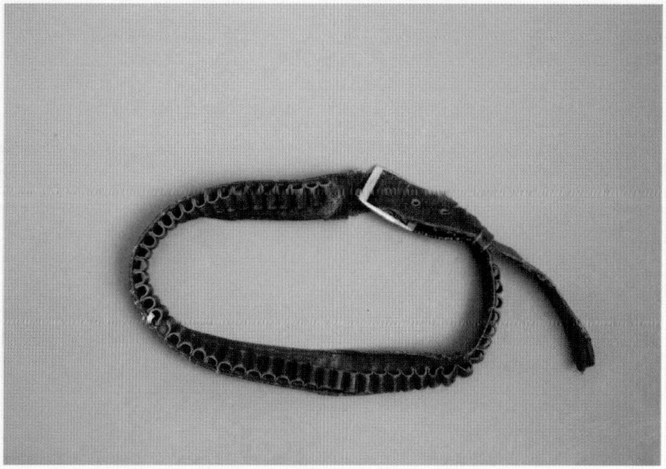

王福瑞使用过的军用子弹皮带

钟有煌

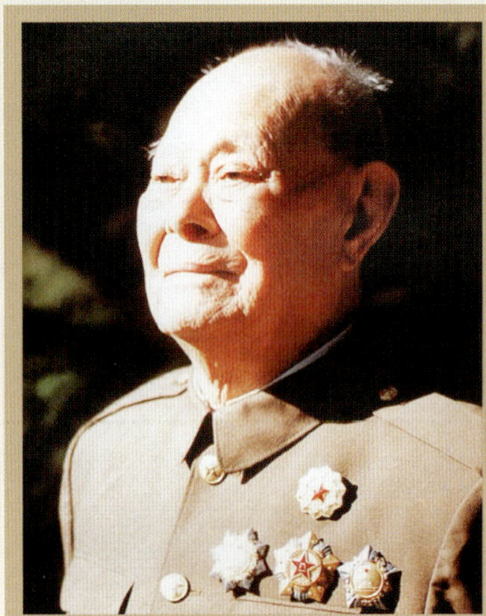

钟有煌

钟有煌（1915—2008），福建上杭茶地人。1931 年参加中国工农红军，1934 年加入中国共产党。1932 年入中央红色看护学校学习 6 个月，1933 年入中国工农红军卫生学校学习 10 个月。毕业后分配到红三军团五师十五团任军医。1934 年参加长征。抗日战争和解放战争时期，任八路军兵站医院院长、冀鲁豫军区卫生部卫生主任兼医务科科长、晋冀鲁豫野战军第七纵队卫生部部长、第二野战军第五兵团卫生部部长等职。中华人民共和国成立后，任中国人民解放军总后勤部政治部干部部副部长、第七军医大学副政治委员、第三军医大学校长等职。1955 年被授予大校军衔。

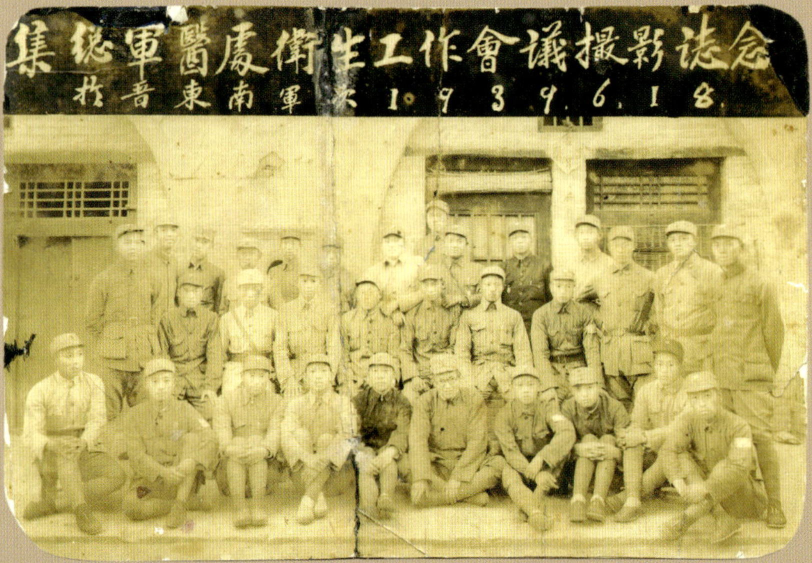
集總軍醫處衛生工作會議撮影誌念
於晉東南軍 1939.6.18.

钟有煌（二排左一）在晋东南参加八路军军医处卫生工作会议时的合影

林金亮

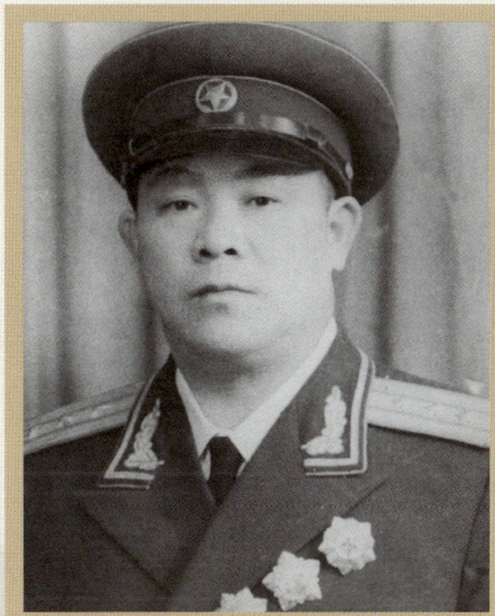

林金亮

林金亮（1911—1982），福建上杭才溪人。少年时曾在乡村诊所学过中医，1930年初参加中国工农红军，任才溪后方临时中医院看护，后调往瑞金中央红色医院当傅连暲院长的助手。1934年加入中国共产党。抗日战争时期，作为白求恩亲自培养的主要助手，参加了创建晋察冀军区后方医院和伤员的救护工作，享有“华北第一刀”的美誉。历任河北省军区后勤部副部长兼卫生部部长、中央军委总后勤部卫生部中心血库主任、青岛第一疗养院院长、济南军区后勤部副部长等职。1955年被授予上校军衔。

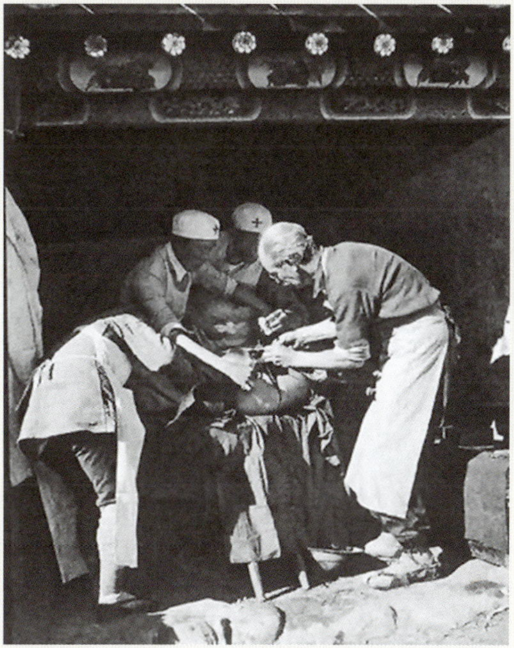

白求恩（右一）和林金亮（左二）一起做手术

1939年10月，八路军很多伤员陆续从前线送到河北省涞源县。白求恩与他的助手在河北省涞源县王安镇孙家庄村外小庙给伤员做手术。

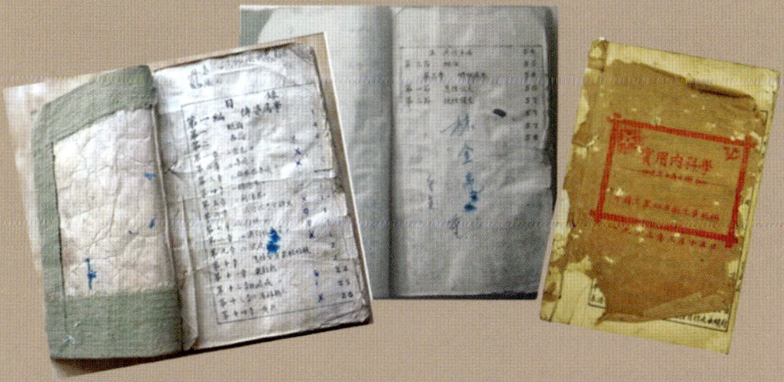

林金亮使用过的医书

邓启修

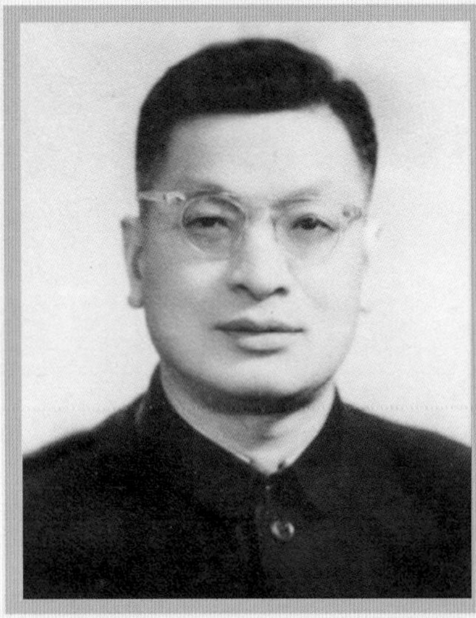

邓启修

邓启修（1916—2004），福建上杭通贤人。1931 年 10 月参加中国工农红军，同年 12 月加入中国共产党。后被选送到中国工农红军卫生学校军医第四期学习一年多，之后担任军团卫生队长。1934 年参加长征。红军到达陕北后，担任军教导营、骑兵营医生。历任中国人民抗日军政大学第二分校卫生处处长、冀东军区卫生部部长、东北野战军第九纵队卫生部部长、中国人民解放军第 46 军卫生部部长等职。中华人民共和国成立后，进入中国医科大学学习。毕业后任大连生物制品研究所所长、中央卫生部司长、中央保健委员会办公室主任等职。

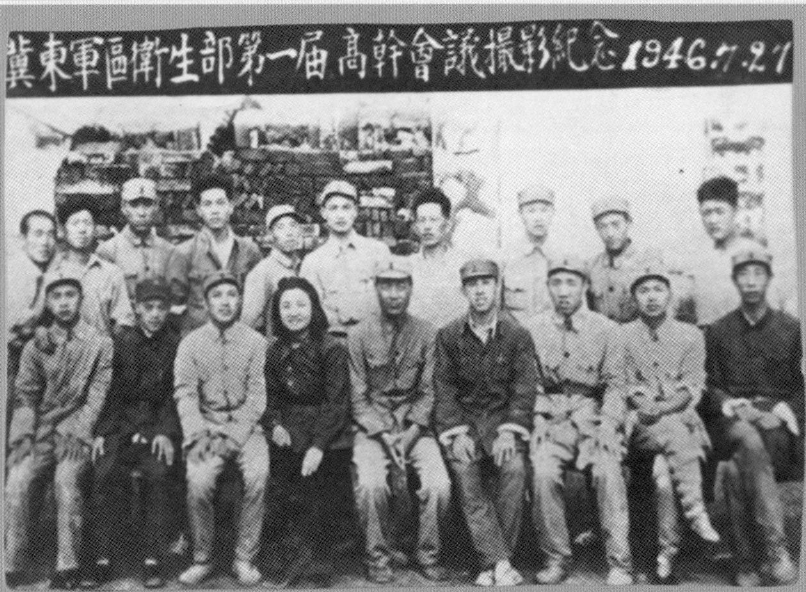
冀東軍區衛生部第一屆高幹會議撮影紀念 1946.7.27

邓启修（后排左六）参加冀东军区卫生部第一届高干会议时的合影

朱明辉

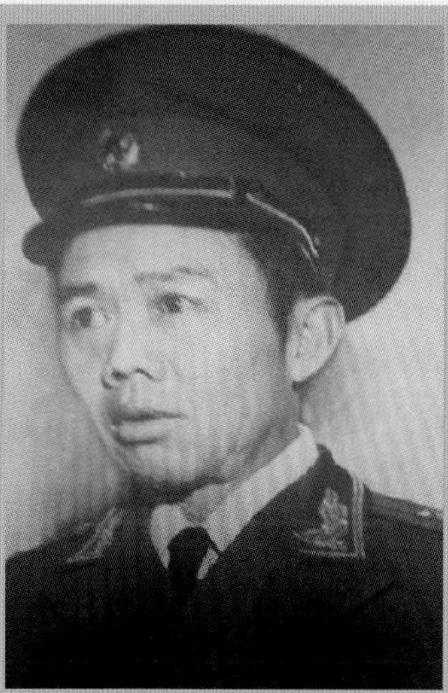

朱明辉

朱明辉（1914—1995），福建长汀濯田人。1931 年 9 月参加中国工农红军，是中央红色看护学校第一期学员，毕业后分配到红五军团当卫生员。1934 年参加长征。1940 年 6 月成为延安中国医科大学第十七期学员，1945 年 10 月毕业后在延安中央医院工作。解放战争时期，历任中央党校卫生科科长、中央第二保育院卫生科科长等职。中华人民共和国成立后，历任内蒙古自治区人民政府卫生部防疫处处长、自治区卫生部副部长、中共中央北方防治地方病领导小组办公室主任、文教办公室副主任兼卫生厅厅长等职。

阙森华

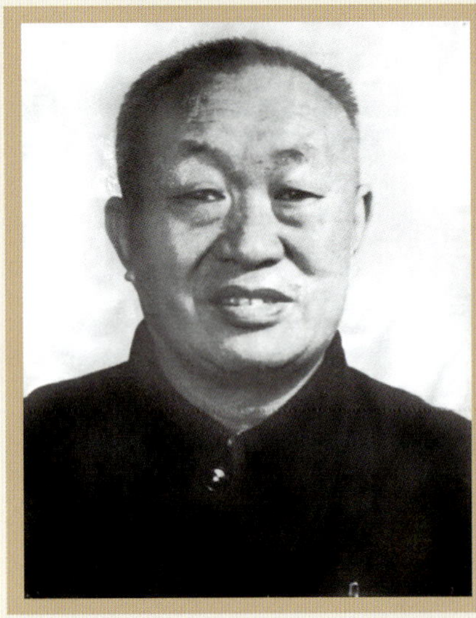

阙森华

阙森华（1916—1985），福建上杭通贤人。1932 年参加中国工农红军，分配到福建军区南阳茶树下办事处工作，后在茶树下福建军区制药厂工作。1933 年加入中国共产党。1934 年初被选送到中国工农红军卫生学校军医第九期学习，同年 10 月参加长征。到达陕北后，历任军委卫生部第一后方医院三所护士长，二所副所长、副指导员、指导员等职。抗日战争初期，任陕甘宁边区医科大学学生队队长、附属医院政治协理员、医科大学政治处主任兼附属医院政委等职。1945 年 11 月任医科大学副政委兼政治处主任、副校长。中华人民共和国成立后，任中国医科大学代校长、党委书记等职。

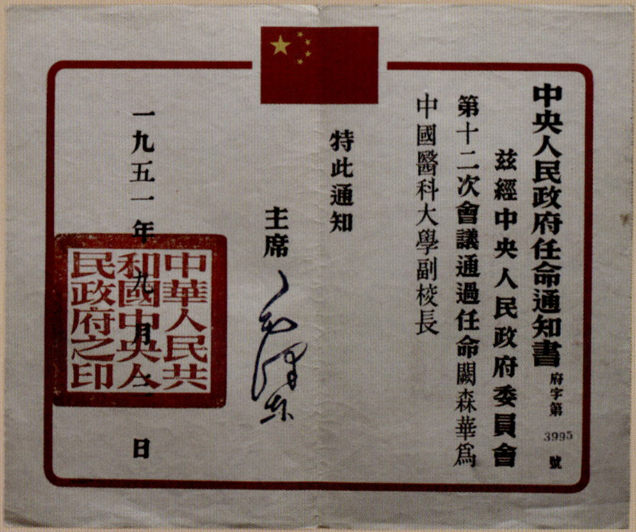

中央人民政府任命通知書　府字第 3995 號

茲經中央人民政府委員會第十二次會議通過任命闞森華爲中國醫科大學副校長

特此通知

主席

一九五一年九月　日

中華人民共和國中央人民政府之印

阙森华担任中国医科大学副校长的任命书

黄　乎

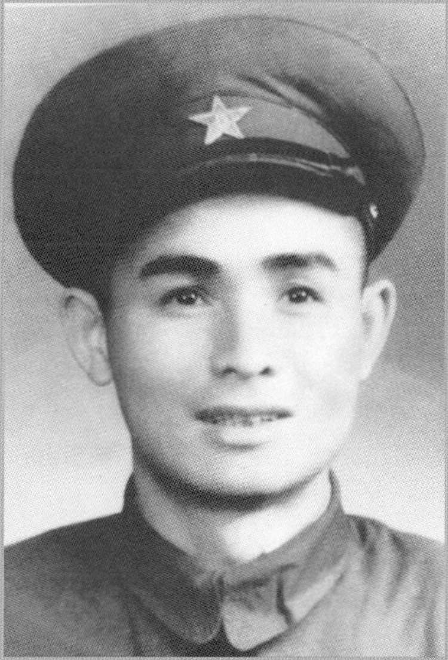

黄乎

黄乎（1916—2016），福建上杭南阳人。1930 年在南阳区苏维埃政府办的药材合作社工作。1932 年 3 月参加中国工农红军，在四都红十二军后方医院当看护员，同年 10 月被选送到中国工农红军军医学校第二期学习。1934 年加入中国共产党。毕业后担任一方面军少共国际师第一军团野战医院和一师、二师医生。在抗日战争和解放战争中，历任八路军一一五师野战医院医务科科长、新四军独立旅卫生处处长、滨海军区后勤部副部长兼卫生部部长、新四军第二野战医院院长、华东野战军一纵队卫生部部长、第三野战军第七兵团卫生部部长等职。中华人民共和国成立后，进入第二军医大学学习。历任安徽省卫生厅厅长、中国医学科学院副院长等。

陈连生

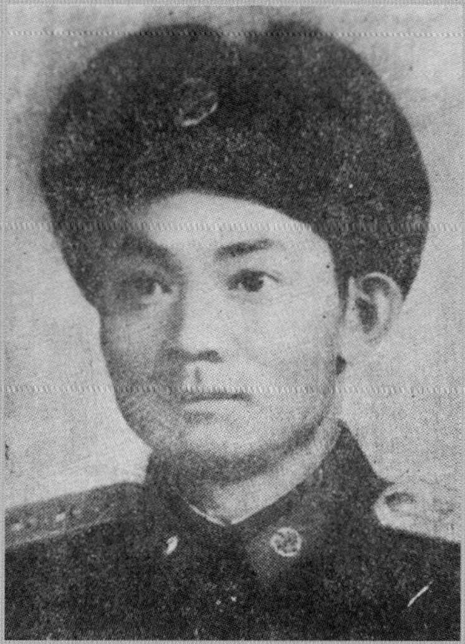

陈连生

陈连生（1917—1993），福建上杭官庄人。1932 年 10 月参加中国工农红军，任红十二军总司令部勤务员、第四预备医院看护员。1934 年参加长征。1936 年加入中国共产党。历任晋察冀军区后方医院副院长兼医务科科长、第十二军分区和野战军第五旅卫生处处长、晋察冀军区野战司令部卫生科科长等职。中华人民共和国成立后，历任华北军政大学卫生部政治委员、华北军区第四陆军医院副政治委员、北京军区后勤部医务部副部长等职。1955 年被授予上校军衔。

林茂

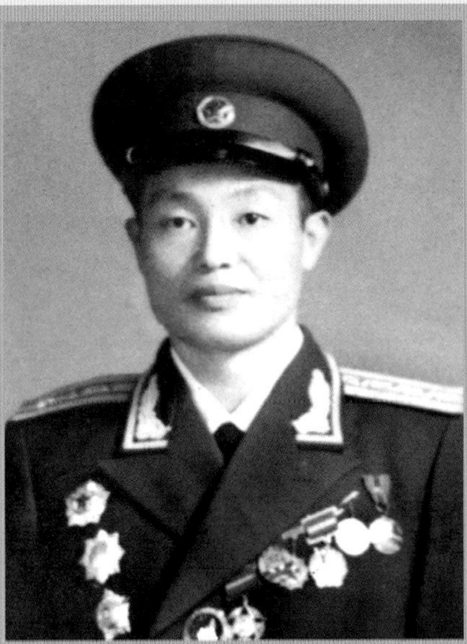

林茂

林茂（1917—2016），福建上杭才溪人。1931 年 3 月参加中国工农红军，1932 年 12 月加入中国共产党，任才溪后方临时中医院看护。1934 年参加长征。历任八路军一二〇师三五八旅七一六团卫生队队长、三五八旅卫生部部长、中国人民解放军第一军卫生部部长、中国人民志愿军医院管理局局长、中国人民解放军大连疗养院院长、旅大警备区后勤部副部长及政治委员等职。1955 年被授予上校军衔，1959 年晋升大校。

黄陞仁

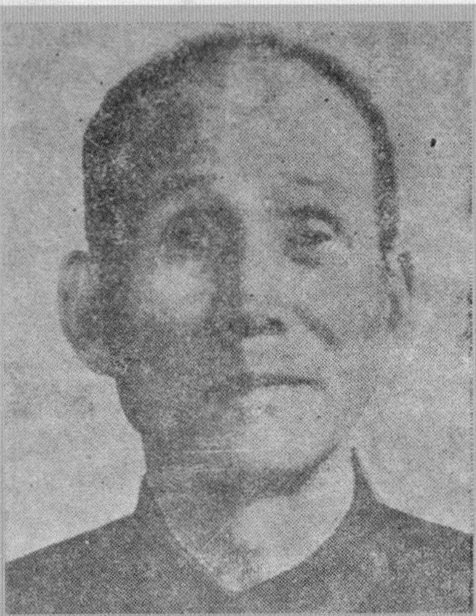

黄陞仁

黄陞仁（1915—1988），福建上杭南阳人。1931 年 3 月参加中国工农红军，1932 年 12 月加入中国共产党，任红六军团卫生部医生、红六军团五十一团卫生所所长。1934 年参加长征。抗日战争和解放战争时期，任八路军一二〇师三五九旅七一七团卫生队队长、湖北鄂东军区豫南军分区卫生部部长、西北野战军二军六师卫生部部长等职。中华人民共和国成立后，历任北京医院副院长、北京中医研究院副院长、北京中医学院党委副书记和副院长等职。

黄文佐

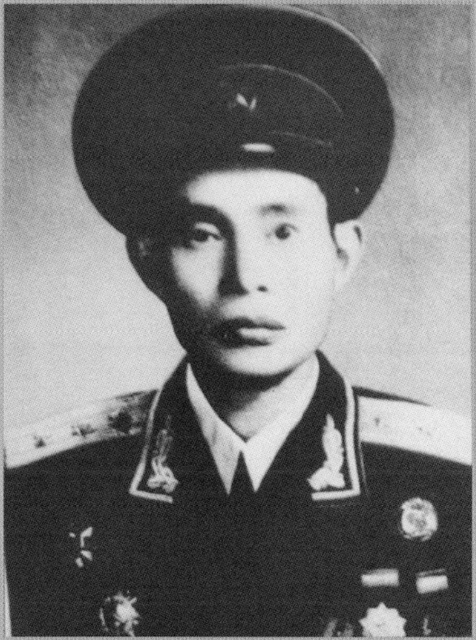

黄文佐

黄文佐（1912—1992），又名黄凤芳，福建长汀濯田人。1930 年 6 月参加中国工农红军，1931 年 3 月加入中国共产党。1932 年在战斗中负伤后，在江西后方医院医疗期间开始学习看护，伤愈后任看护排排长。1934 年参加长征。长征途中，任王稼祥的护理员，并担任贺子珍、邓颖超的专职看护，同时兼职董必武和蔡畅的护理工作。1937 年入中央红军卫生学校学习，后与白求恩大夫一起工作。历任三五八旅卫生部医院主任、卫生部副部长、西南军区总医院院长、中国人民解放军总后勤部驻渝办事处卫生处长等职。

韦世林

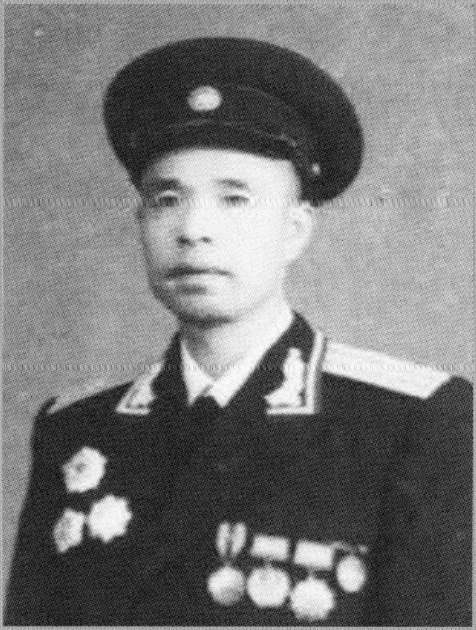

韦世林

韦世林（1916—1978），福建长汀大同人。1930 年 7 月参加中国工农红军，1932 年 5 月加入中国共产主义青年团。1934 年参加长征。1935 年 1 月加入中国共产党。历任红十二军勤务员、红军总司令部直属卫生所看护班长、中国人民抗日军政大学总校卫生处支部书记、晋察冀边区白求恩学校支部书记、中国人民抗日军政大学第七分校卫生部材料股股长、晋绥军区卫生部第二野战医院院长、西北军区卫生部第四后方医院院长、东北军区后勤部卫生部第二十六陆军医院院长、空军疗养院副院长等职。

陈阳和

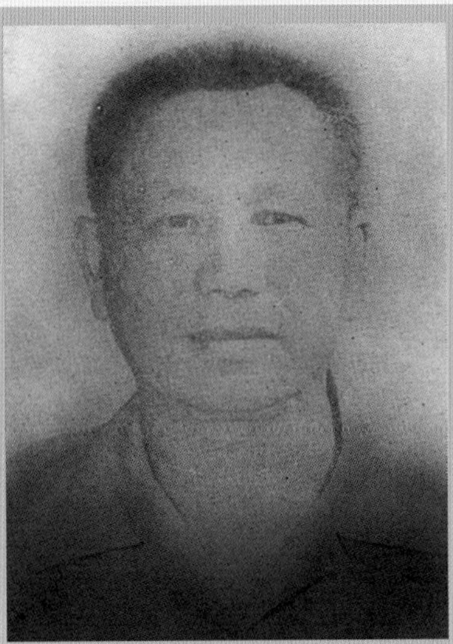

陈阳和

陈阳和（1919—2020），福建上杭旧县人。1932 年参加中国工农红军，1933 年加入中国共产主义青年团，任红一军团政治部卫生员。1934 年参加长征。1936 年加入中国共产党。1939 年入晋察冀军区卫生学校学习两年，后任晋察冀军区一军分区一团二营卫生所医生、崇礼支队卫生所所长、晋察冀军区六军分区卫生处医务主任、铁道兵团医院院长等职。中华人民共和国成立后，历任北京中医学院科学研究所办公室副主任、中药系主任、中医研究院骨伤研究所党委书记等职。

罗化成

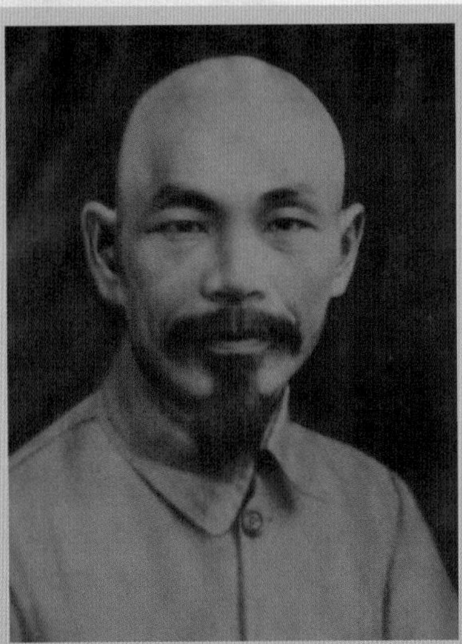

罗化成

罗化成（1895—1940），福建上杭南阳人。1927 年 8 月，南昌起义军经过长汀时，与傅连暲一起医治伤病员，同年加入中国共产党。1929 年 2 月，任中共长汀临时县委委员。1929 年 3 月，任汀南区特委书记。1930 年 8 月，在蔡坊与敌作战时负伤，伤愈后调任闽西医院书记。1932 年，调汀州福音医院当医师。红军长征后，在闽赣边区坚持游击战争，后转香港从事党的秘密工作。1937 年底，任新四军二支队军医处长，翌年转到苏南前线，任二支队政治部主任。1940 年 2 月，在大雪中作战时心脏病恶化，不幸殉职。

刘赐福

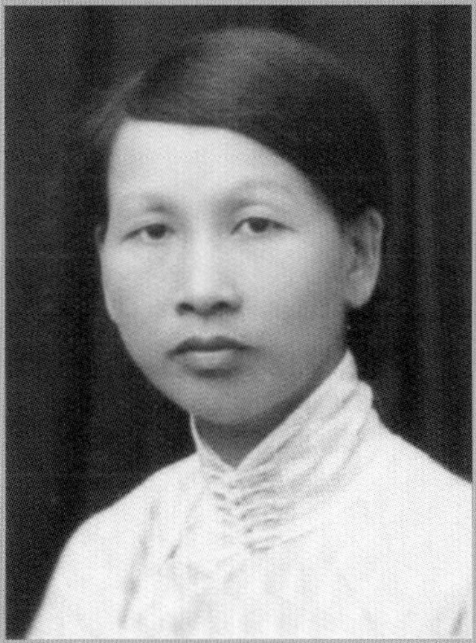

刘赐福

刘赐福（1896—1988），福建长汀人。1907 年就读于长汀华英女子学堂，1913 年毕业留校任教，同年与傅连暲结为夫妻。刘赐福经常到汀州福音医院义务护理伤病员，并且做美味的营养餐送给先后在该医院坐月子的贺子珍、李伯钊、张亮等产妇补养身体。汀州福音医院搬迁到瑞金后，刘赐福担任医院总务。1951 年，被聘为汀州“福音医院”院长。

马其昌

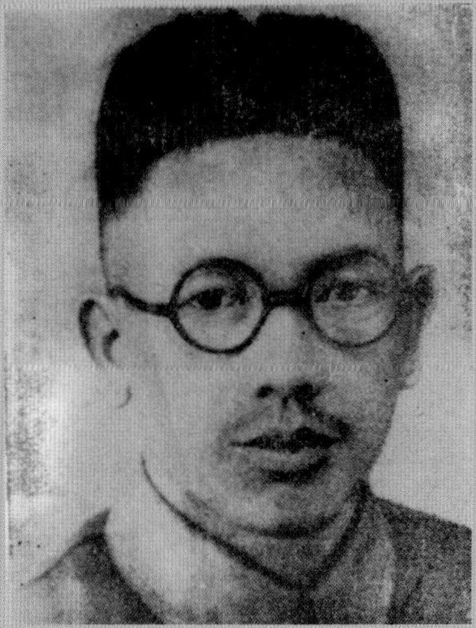

马其昌

马其昌（1913—2008），原名马以时，福建上杭古田人。1929 年 12 月参加中国工农红军，任红十二军医院看护员。1934 年参加长征。1936 年 10 月加入中国共产党。1941 年到白求恩卫生学校学习，毕业后任北方分局疗养院副院长。解放战争时期，任十八军兵站门诊部主任、河北军区卫生部所长等职。中华人民共和国成立后，历任福建省漳州市卫生局科长、连城县卫生科科长。

中央苏区（闽西）的医药卫生人物简表（以姓氏笔画排序）

姓名	生卒年月	籍贯	中央苏区时期医药卫生部门工作岗位
马其昌	1913—2008	福建上杭古田	红十二军医院看护员
王天喜	1917—?	福建上杭蓝溪	中国工农红军卫生学校学员
王占灶	1915—2002	福建上杭蛟洋	红一军团看护员、司药、药材科科长，红六军团司药长
王寿人	1877—1956	福建上杭古田	蛟洋红军医院医生
王坤发	1885—1945	福建上杭才溪	才溪后方临时中医院医生
王奇才	1903—1976	福建上杭才溪	红一军团野战医院副院长
王香雄	1918—1988	福建上杭才溪	福建军区独立第十团医生
王福瑞	1911—1999	福建上杭太拔	红三军团后方医院副院长
王赠接	1904—1973	福建上杭才溪	才溪后方临时中医院院长
韦世林	1916—1978	福建长汀大同	红军总司令部直属卫生所看护班长
邓启修	1916—2004	福建上杭通贤	中国工农红军卫生学校学员
叶青山	1904—1987	福建长汀河田	红一军团后方医院院长
朱明辉	1914—1995	福建长汀濯田	中央红色看护学校第一期学员
刘赐福	1896—1988	福建长汀	汀州福音医院义务看护员
江一真	1915—1994	福建连城庙前	中国工农红军卫生学校学员
江怀瑾	1896—1982	江苏扬州邵伯	蛟洋红军医院医生
许洪胜	1914—2003	福建上杭南阳	中国工农红军卫生学校卫生员

续表

姓名	生卒年月	籍贯	中央苏区时期医药卫生部门工作岗位
李　平	1914—1964	福建上杭白砂	红一军团卫生部副特派员
李洪招	1916—?	福建上杭太拔	福建军区医院第二后方医院看护员
李登嵩	1914—2000	福建武平桃溪	红一军团直属野战医院党总支书记
邱国光	1918—2001	福建上杭通贤	红一军团卫生部供给主任
邱承明	1918—2005	福建上杭太拔	红十二军军医医院看护员
张金奎	1918—1990	福建新罗东肖	中央红色看护学校第一期学员
张宜步	1913—2011	福建永定湖雷	红八军团卫生部书记
张昭娣	1916—1998	福建上杭溪口	福建军区后方医院第二分院院长
陈阳和	1919—2020	福建上杭旧县	红一军团政治部卫生员
陈连生	1917—1993	福建上杭官庄	第四预备医院看护员
陈昌业	1919—2003	福建上杭旧县	红军看护学校学员
林权正	1906—2012	福建上杭官庄	中国工农红军卫生学校学员
林　茂	1917—2016	福建上杭才溪	才溪后方临时中医院看护
林金亮	1911—1982	福建上杭才溪	才溪后方临时中医院看护
罗化成	1895—1940	福建上杭南阳	大洋坝红军医院院长
钟有煌	1915—2008	福建上杭茶地	中国工农红军卫生学校学员
袁廷炳	1914—1990	福建上杭白砂	红一方面军总卫生部司药

续表

姓名	生卒年月	籍贯	中央苏区时期医药卫生部门工作岗位
涂通今	1914—2023	福建长汀涂坊	四都红十二军后方医院看护员，中国工农红军军医学校学员
黄月英	1911—1992	福建永定合溪	伤兵休养所所长
黄文佐	1912—1992	福建长汀濯田	江西后方医院看护排长
黄 乎	1916—2016	福建上杭南阳	四都红十二军后方医院看护员，中国工农红军军医学校学员
黄陞仁	1915—1988	福建上杭南阳	红六军团五十一团卫生所所长
傅连暲	1894—1968	福建长汀河田	中央红色医院院长
傅柏梁	1881—1956	福建上杭蛟洋	蛟洋红军医院医生
傅赞谟	1895—1995	福建上杭蛟洋	蛟洋红军医院医生
傅兆鸿	1882—1956	福建上杭蛟洋	蛟洋红军医院医生
蓝祥林	1917—?	福建上杭庐丰	红十二军看护
阙龙胜	1912—1997	福建上杭才溪	福建军区卫生材料厂采购员
阙森华	1916—1985	福建上杭通贤	中国工农红军卫生学校学员
戴正启	1919—2003	福建长汀三洲	红一军团卫生部野战医院班长
魏金水	1906—1992	福建新罗西陂	福建军区后方医院第二分院政治委员

中央苏区（闽西）从事医药卫生工作的烈士名册（以各县牺牲人数、烈士牺牲年份和姓氏笔画排序）

姓名	性别	出生年份	籍贯	入伍时间	原工作单位及职务	是否党团员	牺牲时间、地点及原因
李仪善	男	1910	上杭白砂	1929	红四军医生	团员	1929 年后无音讯，1955 年 2 月追认烈士
李明善	男	1907	上杭白砂	1929	红四军医生	团员	1929 年后无音讯，1955 年 2 月追认烈士
袁荫棠	男	1903	上杭白砂	1929	福建军区总医院事务长	—	1930 年到江西后无音讯，1955 年 2 月追认烈士
袁荫福	男	1911	上杭白砂	1930	福建军区总医院看护员	—	1930 年到江西后无音讯，1955 年 2 月追认烈士
袁绪珍	男	1914	上杭白砂	1930	福建军区总医院看护员	—	1930 年到江西后无音讯，1955 年 2 月追认烈士
傅学美	男	1910	上杭白砂	1929	红十二军医生	团员	1930 年在长汀濯田水口战斗中牺牲
李书仪	男	1916	上杭口砂	1931	红军第三十五师医生	—	1931 年后无音讯，1955 年 2 月追认烈士
袁金凤	女	1911	上杭白砂	1931	红十二军洗衣队员	—	1931 年后无音讯，1955 年 2 月追认烈士
傅吉全	男	1911	上杭白砂	1929	闽西医院看护员	—	1931 年往江西后无音讯，1954 年 4 月追认烈士
袁荫兰	男	1915	上杭白砂	1930	闽西医院看护员	—	1932 年在上杭白砂患天花病故，1955 年 2 月追认烈士

续表

姓名	性别	出生年份	籍贯	入伍时间	原工作单位及职务	是否党团员	牺牲时间、地点及原因
何翠华	男	1916	上杭旧县	1929	红军医院看护员	—	1929 年后无音讯，1955 年 2 月追认烈士
孔冬凤	女	1914	上杭旧县	1930	红军医院工作人员	—	1930 年后无音讯，1955 年 2 月追认烈士
李恕广	男	1914	上杭旧县	1929	旧县区赤卫队担架队队长	—	1931 年 7 月在旧县九曲隔执行任务时被敌人杀害
严有兰	女	1913	上杭旧县	1931	红十二军洗衣队员	团员	1932 年在长汀四都突围战斗中牺牲
李宜春	男	1901	上杭旧县	1929	红军第二十团担架排排长	党员	1934 年 12 月被敌人抓捕，在上杭旧县水东坝杀害
李登辉	男	1911	上杭旧县	1929	红军医院第三所所长	党员	1934 年在江西于都作战中牺牲
何祥亨	男	1914	上杭旧县	1929	福建军区第十九团看护员	团员	1935 年在长汀濯田美西角作战中牺牲
陈宝生	男	1916	上杭旧县	1931	中央卫生院医疗所所长	团员	1935 年 2 月在江西于都牺牲
罗维岚	男	1911	上杭旧县	1930	中央总医院第四所所长	团员	1935 年往江西瑞金后无音讯，1955 年 2 月追认烈士
黄兰娣	女	1915	上杭南阳	1930	四都红十二军后方医院看护员	—	1930 年 4 月病故，1955 年 2 月追认烈士

续表

姓名	性别	出生年份	籍贯	入伍时间	原工作单位及职务	是否党团员	牺牲时间、地点及原因
曹永玉	女	1901	上杭南阳	1930	闽西第三医院看护员	团员	1932 年 8 月在南阳黄腊坑医院病故，1962 年 11 月追认烈士
罗兰孚	男	1876	上杭南阳	1931	四都红十二军后方医院医生	—	1933 年病故，1955 年 2 月追认烈士
曾世英	女	1901	上杭南阳	1929	四都红十二军后方医院看护员	党员	1933 年病故，1955 年 2 月追认烈士
罗玉隆	男	1918	上杭南阳	1932	福建军区后方医院看护员	—	1934 年在长汀松毛岭反“围剿”战斗中牺牲
黄秀连	女	1915	上杭南阳	1931	四都红十二军后方医院看护员	—	1934 年病故，1963 年 12 月追认烈士
陈宜旺	男	1914	上杭南阳	1929	江西省瑞金县红军医院看护员	—	1935 年后无音讯，1962 年 11 月追认烈士
陈涌镳	男	1914	上杭南阳	1932	江西省瑞金县红军医院医师	—	1935 年 3 月反“围剿”中被俘，关押于南昌市监狱，越狱时被墙压死
王招子	女	1913	上杭才溪	1930	红十二军兴国后方医院看护班长	—	1932 年在江西兴国病故，1959 年 12 月追认烈士
王庆传	男	1912	上杭才溪	1930	福建军区后方医院看护员	—	1934 年在长汀红山腊口被敌人杀害
丘树洪	男	1916	上杭才溪	1934	福建军区卫生部看护班长	团员	1934 年 8 月在连城西门作战时牺牲

续表

姓名	性别	出生年份	籍贯	入伍时间	原工作单位及职务	是否党团员	牺牲时间、地点及原因
孙松义	男	1912	上杭才溪	1930	红军五军团看护班长	—	1935 年在贵州作战时牺牲
林寿炳	男	1912	上杭才溪	1930	瑞金红色医院看护班长	—	1935 年长征过草地时牺牲
林金育	男	1905	上杭才溪	1930	红一方面军总卫生部司务长	党员	1935 年长征过草地时牺牲
林金鉴	男	1915	上杭才溪	1930	红一方面军总卫生部看护员	团员	1935 年长征过草地时牺牲
伍六妹	女	1909	上杭茶地	1931	四都红十二军后方医院看护员	—	1931 年后无音讯，1955 年 2 月追认烈士
吴进士	男	1914	上杭茶地	1931	四都红十二军后方医院勤杂员	—	1931 年后无音讯，1955 年 2 月追认烈士
吴绍光	男	1915	上杭茶地	1931	上杭县苏维埃政府医院勤杂员	—	1931 年后无音讯，1955 年 2 月追认烈士
温秀巴	女	1908	上杭茶地	1931	红军后方医院看护员	团员	1931 年到医院后无音讯，1955 年 2 月追认烈士
李金顺	男	1916	上杭茶地	1930	四都红十二军后方医院班长、游击队地下工作人员	团员	1939 年被敌人抓捕到上杭茶地狐狸峡杀害
邹仰明	男	1884	上杭通贤	1929	红军第四军四纵队卫生队文书	—	1931 年 4 月被误为“社会民主党”而被杀害于上杭县南阳罗屋坝，1955 年 7 月追认烈士

续表

姓名	性别	出生年份	籍贯	入伍时间	原工作单位及职务	是否党团员	牺牲时间、地点及原因
丘登儒	男	1893	上杭通贤	1931	红军第四军政治部卫生队二排四班看护员	—	1932 年在漳州天宝作战时牺牲
黄才秀	女	1911	上杭通贤	1932	上杭县通贤区障云乡苏维埃政府洗衣队队员	—	1933 年 10 月往江西会昌后无音讯，1955 年 2 月追认烈士
黄冠雄	男	1912	上杭通贤	1932	红军第一方面军卫生部连长	团员	1935 年经过陕西潼关时被敌人抓捕杀害
曹长春	男	1915	上杭通贤	1932	红军独立第九团便衣班班长	团员	1935 年 8 月在龙岩溪口圩攻打团匪土楼时牺牲
林世基	男	1914	上杭官庄	1933	红十二军一〇三团三营二连卫生员	—	1933 年在江西宜黄黄陂负伤，送后方医院治疗无效后牺牲
陈四妹	女	1911	上杭官庄	1934	红军江西疗养医院第四所看护员	团员	1934 年后无音讯，1955 年 2 月追认烈士
林四妹	女	1916	上杭官庄	1934	红军江西疗养医院第四所看护员	党员	1934 年后无音讯，1955 年 2 月追认烈士
李日辉	男	1913	上杭官庄	1933	福建军区后方医院看护员	—	1935 年后无音讯，1955 年 2 月追认烈士
梁占培	男	1914	上杭洋境	1930	四都红十二军后方医院看护员	—	1930 年后无音讯，1955 年 2 月追认烈士

续表

姓名	性别	出生年份	籍贯	入伍时间	原工作单位及职务	是否党团员	牺牲时间、地点及原因
龚招娣	女	1910	上杭洋境	1931	红十二军卫生员	—	1931 年后无音讯，1955 年 2 月追认烈士
王带娣	女	1914	上杭洋境	1929	红十二军洗衣队队员	团员	1934 年后无音讯，1955 年 2 月追认烈士
李石荣	男	1913	上杭洋境	1931	福建军区后方医院干事	—	1935 年在龙岩被敌人杀害
陈友莲	女	1910	上杭太拔	1931	红十二军看护员	团员	1931 年在江西于都医院病故，1955 年 2 月追认烈士
丘裕双	男	1917	上杭太拔	1930	红军卫生部医疗股长	团员	1932 年在江西石城作战时牺牲
赵善福	男	1909	上杭太拔	1934	红十二军担架队队员	团员	1934 年后无音讯，1955 年 2 月追认烈士
李庭才	男	1895	上杭庐丰	1929	上杭县苏维埃政府医院医师	党员	1931 年 6 月被误为“社会民主党”而被杀害于庐丰横岗，1955 年 7 月追认烈士
李福耀	男	1901	上杭庐丰	1930	上杭县苏维埃政府医院医生	—	1931 年 5 月被误为“社会民主党”而被杀害于庐丰横岗，1955 年 6 月追认烈士
雷丰能	男	1909	上杭蛟洋	1932	上杭县独立团卫生员	团员	1932 年后无音讯，1955 年 2 月追认烈士
廖富钦	男	1903	上杭蛟洋	1934	闽西红军医院财政工作人员	党员	1934 年在上杭蛟洋被敌人抓捕杀害

续表

姓名	性别	出生年份	籍贯	入伍时间	原工作单位及职务	是否党团员	牺牲时间、地点及原因
赖华山	男	1910	上杭湖洋	1929	闽西医院第二分所医师	—	1931 年 4 月在长汀南阳茶树下（茶树下现为上杭南阳所辖）被误为“社会民主党”而被杀害，1955 年 7 月追认烈士
杨玉莲	女	1915	上杭溪口	1933	四都红十二军后方医院看护员	团员	1933 年后无音讯，1955 年 2 月追认烈士
廖桂洪	男	1911	上杭古田	1928	红四军军医处看护长	—	1940 年到山西五台山后无音讯，1955 年 2 月追认烈士
李胜祥	男	1921	上杭稔田	1942	闽西王涛支队卫生员	团员	1947 年在广东大埔作战时牺牲
任绍荣	男	1915	长汀大同	1933	红四军九连卫生队战士	—	1933 年到江西瑞金后无音讯，1982 年 2 月追认烈士
陈火寿子	男	1899	长汀大同	1933	红三军团担架队队长	党员	1933 年 8 月在江西胡岭寨作战中负伤，转石城医院治疗无效而牺牲
罗昌洪	男	1891	长汀大同	1933	红军补充团担架队队员	—	1933 年 11 月在江西于都病故，1982 年 2 月追认烈士
俞道清	男	1898	长汀大同	1932	红七军团担架队队员	—	1933 年到江西后无音讯，1982 年 2 月追认烈士
俞道龄	男	1910	长汀大同	1934	红五军团担架队队员	—	1934 年到江西后无音讯，1982 年 2 月追认烈士
赖兴义	男	1899	长汀大同	1933	红军补充团担架排战士	—	1933 年 8 月在江西胡岭寨作战后无音讯，1982 年 2 月追认烈士

续表

姓名	性别	出生年份	籍贯	入伍时间	原工作单位及职务	是否党团员	牺牲时间、地点及原因
黎发茂	男	1902	长汀大同	1933	红七军团担架队队员	党员	1933 年冬在江西九江作战负伤后牺牲
吴朝宗	男	1900	长汀大同	1934	红五军团卫生部担架队战士	—	1934 年 8 月到江西兴国后无音讯，1982 年 2 月追认烈士
袁必荣	男	1908	长汀大同	1933	红五军团担架队队员	—	1934 年在江西瑞金乌洋尾作战时牺牲
彭信贤	男	1903	长汀大同	1934	红军补充团担架队队员	—	1934 年后无音讯，1982 年 2 月追认烈士
温斋公	男	1911	长汀大同	1934	红十二军担架队队员	—	1934 年入伍后无音讯，1982 年 2 月追认烈士
涂锦卓	男	1899	长汀涂坊	1929	闽西医院医生	—	1931 年 4 月被误为“社会民主党”而被杀害于赖坊，1955 追认烈士
肖福盛	男	1918	长汀涂坊	1931	四都红十二军后方医院看护员	—	1932 年 8 月到江西瑞金后无音讯，1982 年 2 月追认烈士
涂树来	男	1917	长汀涂坊	1929	红军三务医院交通员	—	1932 年在江西罗田作战中牺牲
赖马子妹	女	1908	长汀涂坊	1931	红五军团医院护士	—	1932 年在江西瑞金作战中牺牲
涂龙金	男	1918	长汀涂坊	1933	红五军团卫生队卫生员	—	1933 年 4 月参军后无音讯，1982 年 2 月追认烈士

续表

姓名	性别	出生年份	籍贯	入伍时间	原工作单位及职务	是否党团员	牺牲时间、地点及原因
涂自镜	男	1889	长汀涂坊	1933	红一军团担架队队员	—	1933 年参军后无音讯，1982 年 2 月追认烈士
涂金英	男	1919	长汀涂坊	1932	红五军团兵站医院三所医生	—	1933 年 7 月后无音讯，1982 年 2 月追认烈士
涂春和	男	1901	长汀涂坊	1933	红七军团担架队队员	—	1933 年 12 月在江西病故，1982 年 2 月追认烈士
涂新善	男	1909	长汀涂坊	1933	红九军团担架队队员	—	1934 年 8 月后无音讯，1982 年 2 月追认烈士
涂福棠	男	1914	长汀涂坊	1933	红五军团卫生所卫生员	—	1934 年后无音讯，1982 年 2 月追认烈士
吕文忠	男	1890	长汀河田	1933	红五军团担架队队员	—	1933 年在江西广昌白水寨作战中牺牲
吕新炉	男	1896	长汀河田	1933	红五军团担架队队员	—	1933 年在江西广昌白水寨作战中牺牲
张占青	男	1905	长汀河田	1932	红七军团担架队队员	—	1933 年在龙岩病故，1982 年 2 月追认烈士
丘水保生	男	1896	长汀河田	1932	红三军团担架队队员	—	1934 年在松毛岭作战时牺牲
傅如庚	男	1907	长汀河田	1933	红十二军担架队队员	党员	1934 年在江西作战时牺牲

续表

姓名	性别	出生年份	籍贯	入伍时间	原工作单位及职务	是否党团员	牺牲时间、地点及原因
戴良生	男	1915	长汀河田	1932	红七军团卫生队队长	—	1935 年 2 月在江苏作战时被捕，后押回江西杀害于九江
戴细炳子	男	1915	长汀河田	1932	红七军团卫生队护士	—	1935 到安徽作战时牺牲
谢尚铭	男	1912	长汀汀州	1933	红十二军三十四师一〇一团卫生队战士	—	1933 年到长汀南山中复后无音讯，1982 年 2 月追认烈士
陈炳辉	男	1902	长汀汀州	1929	汀州福音医院医生	党员	1935 年往江西于都白鹅后无音讯，1982 年 2 月追认烈士
傅维莲	女	1916	长汀汀州	1929	汀州福音医院医生	党员	1935 年在江西于都白鹅作战中牺牲
曾广汀	男	1917	长汀汀州	1932	红五军团医务人员	—	1935 年到陕西开林坪后无音讯，1982 年 2 月追认烈士
雷十十	男	1903	长汀濯田	1930	四都红十二军后方医院看护员	—	1933 年在长汀病故，1982 年 2 月追认烈士
黄敏春	男	1917	长汀濯田	1931	红十二军卫生员	—	1933 年后无音讯，1982 年 2 月追认烈士
王生标	男	1916	长汀濯田	1933	四都红十二军后方医院医生	—	1934 年 6 月后无音讯，1982 年 2 月追认烈士
邓兴祥	男	1911	长汀濯田	1931	四都红十二军后方医院看护员	—	1934 年随军后无音讯，1982 年 2 月追认烈士

续表

姓名	性别	出生年份	籍贯	入伍时间	原工作单位及职务	是否党团员	牺牲时间、地点及原因
曹建书	男	1893	长汀南山	1932	红五军团担架队队员	—	1934 年 8 月到江西兴国后无音讯，1982 年 2 月追认烈士
戴水保生	男	1900	长汀南山	1934	红三军团担架队战士	—	1934 年 10 月被敌人抓捕往漳州后无音讯，1982 年 2 月追认烈士
池廷奎	男	1908	长汀宣成	1931	红十二军附属医院护士	—	1932 年 10 月在江西宁都作战时牺牲
刘如长	男	1910	长汀古城	1934	红九军团担架队队员	—	1934 年在湖南作战中牺牲
陈万源	男	1898	长汀策武	1933	红军第二十四师担架排队员	—	1934 年 9 月在松毛岭作战时牺牲
陈官昌	男	1915	长汀四都	1932	四都红十二军后方医院卫生队队长	—	1934 年到宁化后无音讯，1982 年 2 月追认烈士
张水地	女	1915	新罗东肖	1932	红军学校洗衣队队员	—	1932 年随军撤离江西瑞金后无音讯，1956 年 12 月追认烈士
邓金荣	男	1903	新罗东肖	1933	龙岩县游击队担架员	—	1933 年被反动民团捕杀于龙岩后北门
饶荫地	女	1903	新罗东肖	1931	长汀红军部队洗衣员	—	1933 年在江西瑞金被反动民团捕杀
张仁腾	男	1919	新罗东肖	1933	中国工农红军卫生学校医疗队看护员	—	1934 年红军撤离江西瑞金后无音讯，1955 年 10 月追认烈士

续表

姓名	性别	出生年份	籍贯	入伍时间	原工作单位及职务	是否党团员	牺牲时间、地点及原因
曹青地	女	1913	新罗东肖	1933	瑞金红军洗衣队队员	—	1934 年红军撤离江西瑞金后无音讯，1955 年 10 月追认烈士
张水地	女	1897	新罗东肖	1929	龙岩县游击队看护员	党员	1937 年在龙岩中甲被敌人杀害
张新娇	女	1917	新罗东肖	1936	龙岩县游击队看护员	—	1937 年 1 月在龙岩中甲科松林对敌战斗中牺牲
陈美地	女	1910	新罗东肖	1931	四都红十二军后方医院看护员	—	1937 年在江西瑞金对敌作战时牺牲
陈仁菊	女	1911	新罗小池	1931	红十二军卫生队队员	团员	1932 年随军撤离龙岩后无音讯，1954 年 12 月追认烈士
陈金旺	男	1904	新罗小池	1929	闽西医院炊事员	—	1932 年往长汀茶树下后无音讯，1955 年 10 月追认烈士
陈春九	男	1912	新罗小池	1930	闽西医院军医	团员	1933 年 7 月在长汀涂坊被敌人杀害
陈佳凤	男	1898	新罗小池	1932	四都红十二军后方医院医师	—	1934 年四都红十二军后方医院撤退时被敌人捕杀
陈上隆	男	1910	新罗小池	1931	红十二军军医	—	1935 年二万五千里长征途中失踪，1964 年 2 月追认烈士
林肉姑	女	1906	新罗曹溪	1929	红四军洗衣队队员	—	1929 年随军到江西后无音讯，1954 年 12 月追认烈士

续表

姓名	性别	出生年份	籍贯	入伍时间	原工作单位及职务	是否党团员	牺牲时间、地点及原因
陈金煌	男	1888	新罗曹溪	1930	四都红十二军后方医院工作人员	党员	1932 年在长汀四都被敌机炸死
陈永茂	男	1915	新罗曹溪	1932	红十二军卫生员	—	1934 年在江西瑞金被敌人抓捕，后牺牲于汀州监狱
林世和	男	1897	新罗曹溪	1929	长汀红军医院医生	党员	1941 年 2 月在长汀大同后门前被敌人杀害
邱锦初	女	1907	新罗东城	1929	红十二军医务队护士	—	1930 年到江西后无音讯，1954 年 12 月追认烈士
林俊清	男	1913	新罗东城	1929	四都红十二军后方医院护理员	—	1930 年随军撤离龙岩后无音讯，1962 年 12 月追认烈士
老曾仔	女	1912	新罗西城	1929	西安乡妇女会主席东南作战军护理员	—	1930 年红军撤离龙岩后无音讯，1954 年 12 月追认烈士
魏金德	男	1880	新罗西城	1929	野战医院炊事员	—	1929 年在龙岩西桥坂被敌人杀害
陈木兴	男	1893	新罗红坊	1929	四都红十二军后方医院事务长	—	1930 年在吴厝公路放哨时负伤，1933 年伤口复发而病故，1955 年 10 月追认烈士
陈根团	男	1902	新罗南城	1929	河田红军医院庶务长	—	1934 年随军撤离龙岩后无音讯，1954 年 11 月追认烈士

续表

姓名	性别	出生年份	籍贯	入伍时间	原工作单位及职务	是否党团员	牺牲时间、地点及原因
陈秀坤	男	1903	新罗中城	1929	闽西后方医院庶务长	党员	1931 年 6 月被误为“社会民主党”而在永定虎岗遇害，1955 年 9 月追认烈士
陈龙娇	女	1910	新罗岩山	1934	红八团卫生员	—	1936 年在曹溪太宝林被敌军围捕杀害于龙岩城
刘蔚深	男	1910	新罗龙门	1936	湖邦区游击队卫生员	团员	1937 年 3 月在龙岩山马对敌战斗中牺牲
卢金崇	男	1909	永定坎市	1929	四都红十二军后方医院事务长	—	1930 年到长汀四都后无音讯，1959 年 12 月追认烈士
卢海宗	男	1907	永定坎市	1929	合溪红军医院院长	—	1930 年被误为“社会民主党”而被杀害于高陂，1959 年 12 月追认烈士
卢万养	男	1910	永定坎市	1929	闽西后方医院军医	—	1931 年被误为“社会民主党”而被杀害于上杭下溪，1959 年 12 月追认烈士
卢兰荪	男	1913	永定坎市	1929	红十二军三十六师卫生队军医	—	1931 年被误为“社会民主党”而被杀害于上杭下溪，1959 年 12 月追认烈士
卢寿荣	男	1883	永定坎市	1929	四都红十二军后方医院炊事员	—	1931 年病故，1959 年 12 月追认烈士
卢淦章	男	1903	永定坎市	1929	闽西后方医院院长	—	1931 年被误为“社会民主党”而被杀害于上杭下溪，1959 年 12 月追认烈士
卢森章	男	1911	永定坎市	1929	闽西后方医院看护员	—	1931 年被误为“社会民主党”而被杀害，1959 年 12 月追认烈士

续表

姓名	性别	出生年份	籍贯	入伍时间	原工作单位及职务	是否党团员	牺牲时间、地点及原因
卢绍禹	男	1910	永定坎市	1930	红十二军担架排排长	—	1934 年在广西灌洋渡河战斗中牺牲
张文宝	男	1912	永定凤城	1929	红军医院医师	—	1930 年 5 月病故，1959 年 12 月追认烈士
范富连	男	1908	永定凤城	1929	红十二军后方医院看护员	—	1930 年在抚市龙潭与敌人战斗中牺牲
赵玉成	女	1909	永定凤城	1929	红十二军后方医院看护员	—	1930 年随军往四都后无音讯，1963 年 12 月追认烈士
张培林	男	1912	永定凤城	1929	红十二军后方医院医生	党员	1931 年 5 月在医院受敌人包围战斗中牺牲
赖渭基	男	1908	永定凤城	1929	红十二军后方医院医生	—	1931 年 2 月被误为“社会民主党”在虎岗被杀害，1959 年 11 月 28 日追认烈士
赖新发	男	1902	永定凤城	1929	红十二军后方医院医生	党员	1931 年 2 月被误为“社会民主党”在虎岗被杀害，1959 年 12 月追认烈士
廖柏春	男	1913	永定高陂	1928	红军后方医院看护员	—	1930 年在永定合溪后方医院病故，1963 年 5 月追认烈士
陈万新	男	1905	永定高陂	1929	红十二军内科医生	—	1932 年 6 月在长汀四都战斗中牺牲
林保芬	男	1912	永定高陂	1930	红十二军三十六师医院医务人员	—	1932 年随军往上杭旧县后无音讯，1963 年 4 月追认烈士

续表

姓名	性别	出生年份	籍贯	入伍时间	原工作单位及职务	是否党团员	牺牲时间、地点及原因
王林兆	男	1912	永定岐岭	1929	四都红十二军后方医院看护员	—	1929 年随军去后无音讯，1957 年 1 月追认烈士
廖初仁	男	1899	永定岐岭	1928	金丰区游击队医生	—	1931 年 9 月被敌人围捕杀害于永定城
罗廷魁	男	1902	永定合溪	1930	红十二军担架队队长	—	1931 年在江西草子湖与敌人战斗时牺牲
黄梅溪	男	1894	永定湖坑	1929	奥杳乡赤卫队医生	党员	1931 年被误为“社会民主党”而被杀害于岐岭
罗石群	男	1913	永定西溪	1929	四都红十二军后方医院工作人员	—	1934 年病故，1963 年 3 月追认烈士
廖信洪	男	1909	永定湖雷	1929	红十二军医官	—	1934 年 10 月长征后无音讯，1956 年 12 月追认烈士
李尧开	男	1882	连城新泉	1929	红四军四纵队担架队员	—	1929 年在南靖作战时牺牲
杨新连	女	1904	连城新泉	1930	新泉游击队洗衣队班长	—	1930 年 10 月在长汀南山中复与敌人战斗时牺牲
张春万	男	1894	连城新泉	1930	新泉后方医院文书	—	1934 年被敌人抓捕送往长汀县监狱，4 个月后释放至河田洗浴溺死，1955 年 7 月 29 日追认烈士
杨顺姬	女	1914	连城新泉	1931	四都红十二军后方医院看护员	团员	1934 年敌人进攻四都被冲散后无音讯，1955 年 7 月 29 日追认烈士

续表

姓名	性别	出生年份	籍贯	入伍时间	原工作单位及职务	是否党团员	牺牲时间、地点及原因
罗九寿	男	1913	连城庙前	1931	四都红十二军后方医院学徒	—	1931 年到江西后无音讯，1955 年 7 月 27 日追认烈士
陈承配	男	1906	连城朋口	1930	鱼潭乡担架队队员	—	1932 年完成任务回到南岳坑时被敌人杀害
林　麻	女	1913	连城城郊	1933	隔川区游击队洗衣员	—	1933 年 4 月伪中央军进攻苏区时，随部队撤出连城途中被隔口田民团杀害
李宝玉	女	1909	武平桃溪	1929	独立十师看护队长	—	1931 年到江西瑞金后失踪，1981 年 9 月追认烈士
李宝金	女	1908	武平桃溪	1929	独立第十师洗衣员	—	1931 年到江西瑞金后失踪，1981 年 9 月追认烈士
邓禾花	女	1911	漳平永福	1931	红一军团随队洗衣员	—	1934 年 6 月患天花病故，1957 年 12 月追认烈士

注：据不完全统计，中央苏区（闽西）从事医药卫生工作的烈士中，上杭籍 63 名，长汀籍 42 名，新罗籍 26 名，永定籍 23 名，连城籍 7 名，武平籍 2 名，漳平籍 1 名。

资料来源

研究课题

1. 华碧春、黄颖等：国家社会科学基金一般项目“闽西苏区医药卫生史料的发掘整理与时代价值研究”（19BDJ081）

2. 黄颖、华碧春等：国家社科基金冷门绝学研究专项学术团队项目“中国医学史视域下医药文化遗产资料挖掘整理研究”（22VJXT010）子课题3——以福建省为例的红色医药文化遗产资料挖掘整理研究

3. 华碧春、黄颖等：福建省社会科学规划重大项目“闽西苏区医药卫生史料的挖掘利用研究”（FJ2017TWZ002）

4. 华碧春、黄颖等：福建省卫生计生软科学研究课题“闽西苏区医药卫生史料对卫生保健事业的价值探讨”（2018-RK-5）

硕士论文

华碧春：《闽西苏区时期医药卫生史料的探讨（1929—1934）》，福建中医学院硕士论文，1989

期刊论文

1. 华碧春、谢济堂、傅国兴：《闽西苏区红军医院概况》，载于《中华医史杂志》1989年第1期

2. 华碧春：《闽西苏区的中医药（1929—1934）》，载于《中华医史杂志》1991年第1期

3. 华碧春：《闽西苏区的卫生（1929—1934）》，载于《中华医史杂志》1993年第2期

4. 黄颖、华碧春：《傅连暲对中央保健工作的历史贡献》，载于《福建党史月刊》2020年第2期

5. 华碧春、黄颖：《闽西苏区时期的药业》，载于《锦州医科大学学报（社会科学版）》2020第6期

6. 黄颖、华碧春：《闽西苏区三所红军医院的变迁及其关联辨析》，载于《赣南医学院学报》2022年第12期

7. 华碧春、黄颖、傅春晖等：《蛟洋红军医院里的民间医生们》，载于《福建党史月刊》2022年第11期

8. 华碧春、黄颖：《蛟洋红军医院旧址展陈设计的策划与实现》，载于《福建党史月刊》2023 年第 11 期

获奖情况

1. 华碧春、谢济堂、傅国兴：《闽西苏区红军医院概况》获 1987—1989 年度福建省科学技术协会优秀学术论文三等奖

2. 华碧春、傅国兴、俞慎初：《闽西苏区医药卫生的研究（1929—1934）》获 1994 年度福建省医药卫生科技进步三等奖

专著

1. 曾新华、刘善玖、钟继润：《红色卫生耀千秋——中央苏区卫生史画册》，北京，中共党史出版社，2018

2. 刘善玖、钟继润、李媛：《中央苏区医疗卫生工作史》，南昌，江西人民出版社，2021

3. 福建省地方志编纂委员会：《福建省志 · 卫生志》（“第八章　苏区卫生”主笔：华碧春），北京，中华书局，1995

4. 林开泰：《才溪九军十八师》，厦门：厦门大学出版社，2020

编后语

恰值《中央苏区（闽西）医药卫生影像史料》出版之际，回顾自己苏区医药卫生史研究的三十六载，不禁百感交集。以下从烙印、缘起、重启、共勉四部分择要回顾自己走过的历程。

· 烙印

龙岩市上杭县蛟洋镇蛟洋村是中共闽西第一次代表大会的举办地，我的奶奶就是蛟洋镇蛟洋村人，而我生长在蛟洋镇华家村，从小我就常听长辈讲述蛟洋传奇人物傅柏翠先生和蛟洋红军医院的故事。当年蛟洋红军医院就设在蛟洋村石背的傅氏祠堂及其前方的一排平房里，我的四舅公傅赞谟正是蛟洋红军医院的医生，当年他用白及粉外敷为红军伤病员治疗刀枪伤。冥冥之中，这些故事在我心灵中烙下了印记。1970 年代我就读于蛟洋中学，其间我和同学们经常晚饭后去石背散步，静静望着客家山村村尾的参天古树下的傅氏宗祠，那段历史似乎也浮现在脑海中。

· 缘起

1979 年秋，我考上了福建中医学院。在大学的第一堂《中国医学史》课上，我遇到了我的恩师——俞慎初教授，我后来从事红色医药史研究与恩师对我的教导密不可分。作为福建省乃至全国医学史界的元老及领军人，俞慎初教授始终在思考如何做好福建医学史的研究，使其具有特色并跻身全国医学史研究之林。为此，他确定了四大具有福建特色的研究主题，这其中就有闽西苏区医药卫生史研究。

当俞慎初教授得知我来自龙岩上杭蛟洋时，就吩咐我假期回乡收集上杭蛟洋红军医院的相关资料。我父亲和他的好朋友雷树森叔叔曾在傅柏翠先生的领导下工作，并一同参加了闽西起义。因此，当我暑假回家时，我拜访了雷树森叔叔。后来雷叔叔到蛟洋访问了相关当事人，还撰写了调研报告寄给我。

在俞慎初教授的影响下，我对中国医学史逐渐产生了浓厚的兴趣。1986年，我有幸成为俞慎初教授的硕士研究生，俞教授为我选定的研究课题是“闽西苏区时期医药卫生史料的探讨（1929—1934）”，从此我开始系统地收集、整理和研

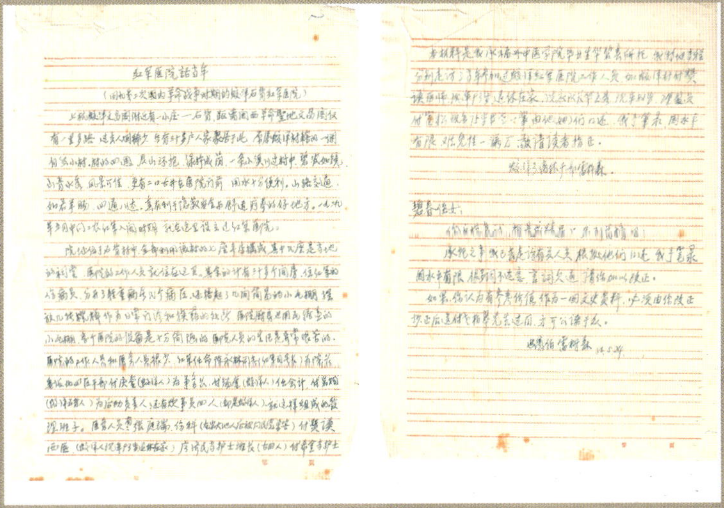

雷树森写给华碧春的信件

究闽西苏区的医药卫生史料。

俞慎初教授教导我，做学问不能闭门造车，而应该实地考察并广泛收集资料。我调研时的许多线索都是由俞教授提供的，比如涂通今将军、谢济堂主任等人的信息。通过与他们的交流，我又找到更多的线索，这为我的调研工作提供了极大的便利。

北京之行

印象最深的是，在北京采访涂通今等老红军。1988 年 5 月 27 日，我拜访了涂通今将军。在他家，我向他转达了俞慎初教授的问候和感谢，简要介绍了俞教授指导我做的闽西苏区时期医药卫生史的研究课题，以及我回到老家进行实地调研及收集文献的情况。涂将军耐心听完我的汇报后，询问我闽西的一些情况，介绍了他亲身经历的闽西苏区时期医药卫生的情况，生动地讲述了他参加红军当看护的经历。

1932 年 2 月，涂将军参加了中国工农红军，被分配到四都红十二军后方医院当看护。第二天有个考试，题目是“为什么要学看护？”他想起医院大门上的一副对联：“为救护前方归来的英勇将士，为培养无产阶级的医学人才”，凭着自己的记忆，他把这副对联一字不落地写在答卷上。发榜时，涂将军名列第一。从此，涂将军将这句话奉为自己的学习宗旨和奋斗目标。

从涂通今将军那里获悉黄乎、邓启修等的联系电话和地址后，我于5月 30 日拜访了黄乎老红军。黄老回忆了自己从事医药卫生工作的经历和体会，还翻箱倒柜地从一个木箱底部翻出了两张旧照片，并在照片背面题字后赠予我。

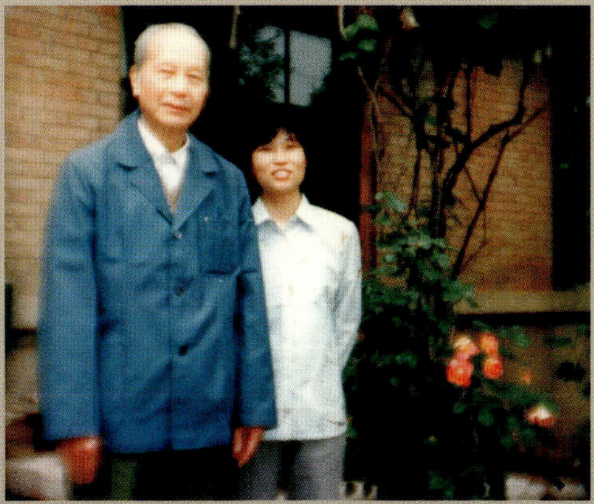

涂通今和华碧春的合影

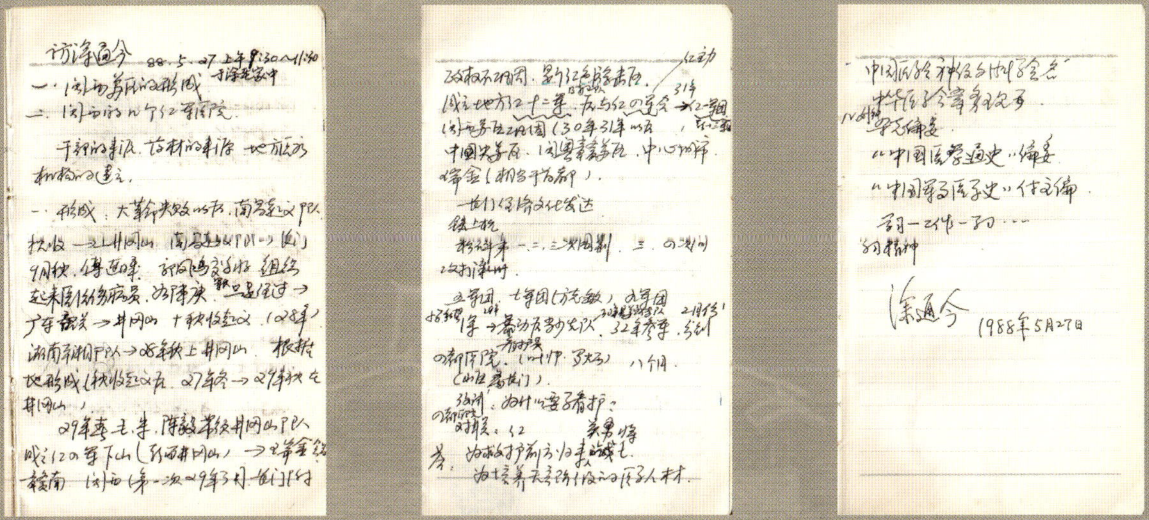

“中国医学通史”编委

“中国军事医学史”付主编

的精神

涂通今 1988年5月27日

华碧春采访涂通今时做的笔记

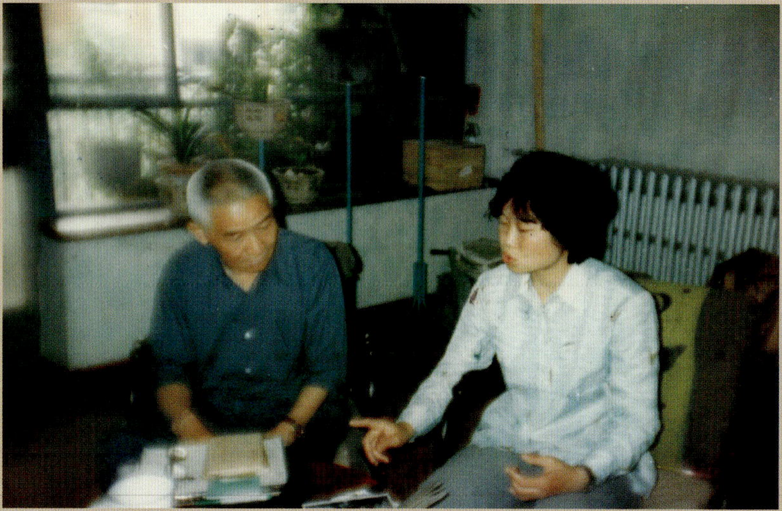

华碧春采访黄乎

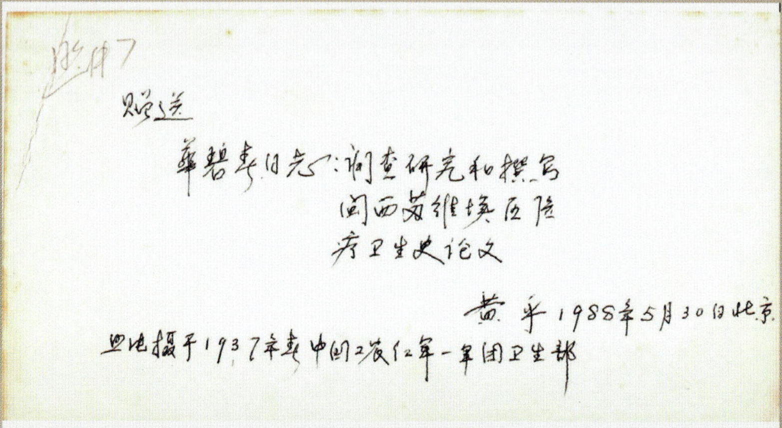

照片7

赠送

華碧春同志：调查研究和撰写
闽西苏维埃医院
疗卫生史论文

黄乎 1988年5月30日北京

此照摄于1937年春中国工农红军一军团卫生部

黄乎赠言

通过书信往来，我收集到了钟有煌、叶青山、阙森华、王香雄等人在苏区时期从事医药卫生工作，以及在历次革命战争乃至中华人民共和国成立后继续从事医药卫生工作或行政管理工作的老红军的第一手宝贵资料。

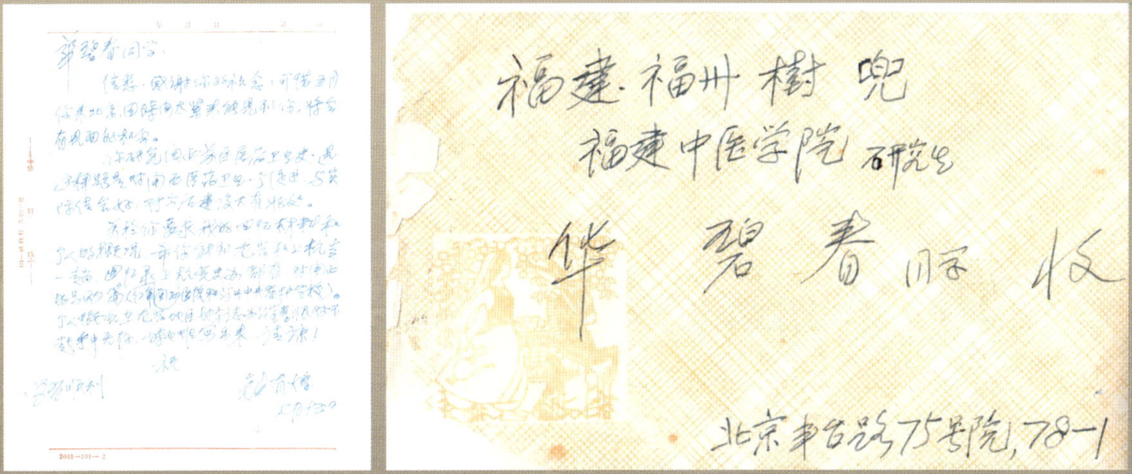

钟有煌写给华碧春的信

才溪之行

1987 年，上杭县才溪中学傅国兴老师带我到才溪调查纪念馆参观展览。在才溪墟上，我们遇见了当年在苏区中医培训班学习的林高程，他还在墟上的诊所给人看病。随后，我和傅国兴老师骑着自行车前往才溪庄背庙，考察那里的红军医院旧址。在回程的路上，我们推着自行车路过田埂时，车轮不慎碾压到了晒在地上的成熟带梗的油菜籽。我们立刻向村民道歉。意想不到的是，村民反而向我们致歉，说他们晒的油菜籽挡了我们的路。这一刻，我们深受感动，苏区人民的善良心地和优良传统值得我们永远铭记！

拜访王镜传

1988 年春，我到上杭县郊区拜访才溪红军医院医生王赠接的儿子王镜传，他的桌子上放着王赠接给红军伤病员使用的祖传中医骨伤科驳骨方的药粉。他现在仍然在用这个药粉为患者治病。后来，他的儿子也从福建中医学院成人教育部毕业，并在才溪当地行医。

顺利通过硕士毕业论文答辩

1989 年，我以“闽西苏区时期医药卫生史料的探讨”为题，顺利地通过了硕士毕业论文答辩。

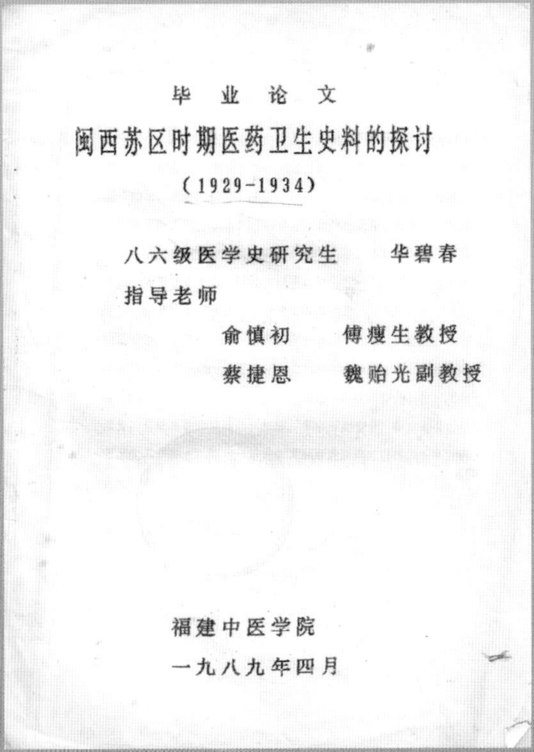
毕 业 论 文

闽西苏区时期医药卫生史料的探讨

(1929-1934)

八六级医学史研究生　　华碧春

指导老师

俞慎初　　傅瘦生教授

蔡捷恩　　魏贻光副教授

福建中医学院

一九八九年四月

《闽西苏区时期医药卫生史料的探讨（1929—1934）》封面

拜访老红军张昭娣

1990 年代，为了更深入地研究闽西苏区医药卫生史，我在福州拜访了多位闽西籍的老红军和老革命，包括王直、伍洪祥、熊兆仁、张昭娣等人。在福建省人民政府原省长、老红军魏金水的夫人张昭娣的家中，我向她汇报了我的研究课题。张老听后非常高兴，详细地讲述了自己在南阳黄腊坑红军医院的工作经历，以及红军长征前的医药卫生工作情况。

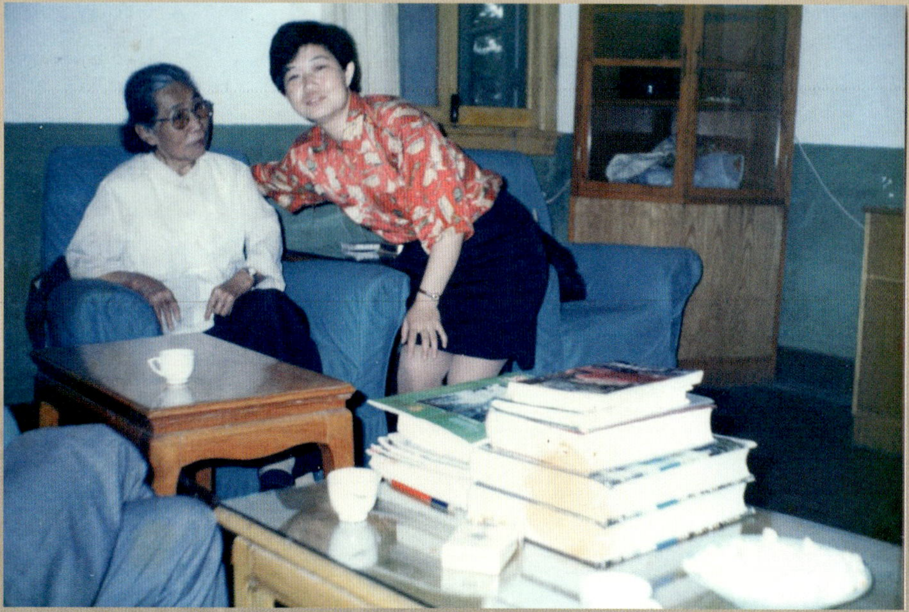

张昭娣和华碧春的合影

编写《福建省志 · 卫生志》

1990 年代，龙岩地区党史办主任谢济堂向福建省卫生厅地方志编委会推荐我参加《福建省志 · 卫生志》的编写工作，撰写其中“苏区卫生”的内容。我撰写的文字被寄送给了相关当事人、医史及革命史研究专家审阅，稿件经过十余次的修改，从撰写到定稿历时三年。“苏区卫生”一章得到了时任福建省卫生厅厅长张荣彩的肯定。他认为，在资料稀缺等困难条件下，通过调研能够收集到如此多的资料，填补了革命史中医药卫生方面的空白。参与《福建省志 · 卫生志》的编写，不仅锻炼了我的能力，也让我深刻体会到了这一课题的重大意义。

1990 年代，我在《中华医史杂志》上发表了系列文章，包括《闽西苏区红军医院概况》《闽西苏区的中医药（1929—1934）》和《闽西苏区的卫生（1929—1934）》。

2000 年，我将初步拟定的《福建革命根据地医药卫生史》目录寄给涂通今将军，请求他指正。他给予了题词：“发扬革命的光荣传统　坚持医药为人民服务。”然而，由于我个人工作的原因，此书一直未写成。尽管如此，在过去的三十多年

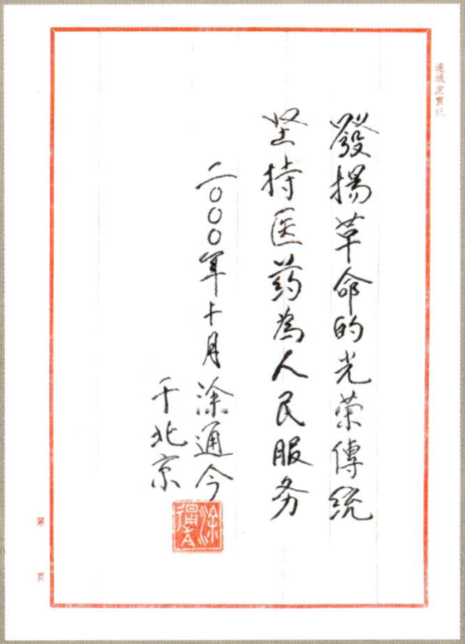

涂通今的题词

里，我一直保存着所有关于苏区时期医药卫生的完整调研资料。涂将军等老一辈红色医药卫生事业的奠基者和开拓者的光辉业绩不应被遗忘，这成为我将项目研究下去的动力所在，心心念念要完成前辈对我的嘱托。

·重启

一晃十几年过去，其间因为各种原因导致项目搁置，但我的心中并未放下它。2017 年，在全国名老中医、福建中医学院原院长杜建教授的举荐下，苏区医药卫生史的研究得到重视，项目重启。

科研立项

项目重启后，在前期积累的研究资料基础之上，我与福建中医药大学医学史教研室黄颖副教授等先后申报并先后中标福建省社会科学规划重大项目“闽西苏区医药卫生史料的挖掘利用研究”、福建省卫生计生软科学研究课题“闽西苏区医药卫生史料对卫生保健事业的价值探讨”、国家社会科学基金一般项目“闽西苏区医药卫生史料的发掘整理与时代价值研究”和国家社科基金冷门绝学研究专项学术团队项目“中国医学史视域下医药文化遗产资料挖掘整理研究”之子课题3——以福建省为例的红色医药文化遗产资料挖掘整理研究。

越洋访谈

2017年11月4日上午，我第三次来到长汀县原汀州福音医院进行项目调研，拜访了傅连暲纪念馆的童庆荣和傅剑平。5日上午，我接到了傅维康教授（傅连暲将军的次子）的越洋电话，他的声音洪亮而清晰。傅教授通过友人给我寄送了傅连暲将军的资料。在傅教授的鼓励和指导下，我撰写了散文《傅连暲与长汀米粉故事之外的故事》，发表在《福建日报》。傅教授也就傅连暲将军的名字问题专门撰文发表于《福建党史月刊》。

寻访后人

我对上杭蛟洋红军医院史料的调研每次都会有新的线索和发现。从傅柏翠、傅赞谟等当事人的讲述，到他们的第二、三、四代后人，不断挖掘新的史料。

2020～2022年，我多次前往上杭县蛟洋、大洋坝、陈屋、苎园、小和坑、小吴地、大池、小池、苏家坡、赤坑等地进行实地考察和调研。我拜访了蛟洋红军医院江怀谨医生的儿子江约瑟及王寿人医生的孙子王永成和王室成，为红军医院提供药材的全春堂店主孙全盛的后人孙永荣，傅兆鸿医生的后代傅举南，傅柏梁医生的后代傅荣宝、傅清华、傅慧兰，事务长傅庆奎的后代傅应春，洗衣队副队长华玉秀的后代华喜雪等。他们都保存了珍贵的照片、前辈使用过的医书和医疗器械等资料和物品。这些宝贵的资料和采访过程，由龙岩学院传播与设计学院的学生进行了影像保存，并部分展示在上杭蛟洋红军医院旧址内。

重启成果

自项目重启以来，课题组已发表6篇论文。此外，我在全国性和省级医学史会议上进行了3场讲座，并在福建省内的省、市、县（市、区）、乡（镇）医药部门举办了20余场专题讲座。在福建中医药大学中医药文化博物馆、连城庙前镇庙上村江一真故里、上杭蛟洋红军医院旧址，我总策划建设了3个苏区医药卫生史展陈馆。这些展陈馆现已成为国家卫生健康委员会、福建省卫生健康委员会、福建中医药大学、福建省卫生职业技术学院的教育实践基地。

· 共勉

我们致力于调查搜集和研究探讨这一时期的史料，以铭记这段光荣的奋斗历史，挖掘其深刻的历史意义和时代价值。我们谨以此向为中国人民解放事业奋斗在医疗战线上的先辈致敬，激励医药卫生工作者不忘初心、砥砺奋进。今天，这本画册的出版，旨在牢记先辈的嘱托，以实际行动发扬革命的光荣传统，坚持医药为人民服务的宗旨，为实现中华民族伟大复兴的中国梦而努力奋斗！

感谢多年来支持帮助我们的导师、各级领导、当事人及其后代、亲朋好友，以及那些素不相识却给予我们支持的群众。

感谢杜建教授、袁锦贵主任为本书赐序。

华碧春 谨记

2024 年 9 月 10 日